新冠肺炎疫情社区(村)防控指引

首都医科大学
首都卫生管理与政策研究基地 编
北京市疾病预防控制中心

U0273211

北京出版集团
北京人民出版社

图书在版编目（CIP）数据

新冠肺炎疫情社区（村）防控指引／首都医科大学，
首都卫生管理与政策研究基地，北京市疾病预防控制中心
编. — 北京：北京人民出版社，2022.9
ISBN 978-7-5300-0572-9

Ⅰ. ①新… Ⅱ. ①首… ②首… ③北… Ⅲ. ①新型冠
状病毒肺炎—预防（卫生）—基本知识 Ⅳ.
①R512.930.1

中国版本图书馆 CIP 数据核字(2022)第 184256 号

新冠肺炎疫情社区（村）防控指引
XINGUAN FEIYAN YIQING SHEQU（CUN）FANGKONG ZHIYIN
首 都 医 科 大 学
首都卫生管理与政策研究基地　编
北 京 市 疾 病 预 防 控 制 中 心

*

北 京 出 版 集 团
　　　　　　　　　　　　　出版
北 京 人 民 出 版 社
（北京北三环中路6号）
邮政编码：100120

网　　　址：www.bph.com.cn
北 京 出 版 集 团 总 发 行
新 华 书 店 经 销
北京建宏印刷有限公司印刷

*

889毫米×1194毫米　　32开本　　6印张　　98千字
2022年9月第1版　　2022年9月第1次印刷
ISBN 978-7-5300-0572-9
定价：36.00元
如有印装质量问题，由本社负责调换
质量监督电话：010-58572393

《新冠肺炎疫情社区（村）防控指引》
编写委员会

主　　编：吴　浩（首都医科大学全科医学与继续教育学院）

于建平（北京市疾病预防控制中心）

副　主　编：李　军（首都医科大学公共卫生学院）

王　芳（北京市东城区社区卫生服务管理中心）

李述刚（首都医科大学公共卫生学院）

刘新颖（北京市丰台区方庄社区卫生服务中心）

编写组成员（按姓氏笔画排序）：

王从旭（北京市东城区体育馆路社区卫生服务中心）

王　丽（北京市丰台区方庄社区卫生服务中心）

孔　懋（北京市丰台区方庄社区卫生服务中心）

叶财德（北京市丰台区铁营社区卫生服务中心）

孙生志（首都医科大学公共卫生学院）

杨晓欧（北京市东城区社区卫生服务中心）

吴申申（首都医科大学公共卫生学院）

应　波（中国疾病预防控制中心环境与健康相关产品安全所）

张灿有（中国疾病预防控制中心）

张　勇（北京市疾病预防控制中心消毒与有害生物防制所）

赵亚利（首都医科大学全科医学与继续教育学院）

柳洪杰（北京市海淀区马连洼社区卫生服务中心）

贾　蕾（北京市疾病预防控制中心传染病地方病控制所）

程义斌（中国疾病预防控制中心环境与健康相关产品安全所）

謇　芳（北京市海淀区香山社区卫生服务中心）

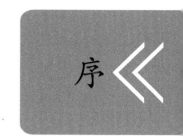

序

新型冠状病毒肺炎是人类历史上继1918年的西班牙流感大流行后近百年来遭遇的影响范围最广的全球性大流行病。新冠疫情的防控关乎人民生命安全和身体健康，关乎国家改革发展稳定各项工作，关乎世界经济复苏与和平进步，实为"国之大者"。更为重要的是它让我们思考人类赖以生存的地球如何为继。

古人云："祸几始作，当杜其萌；疾证方形，当绝其根"，我国在以习近平同志为核心的党中央坚强领导下，始终践行"人民至上、生命至上"理念，坚持外防输入、内防反弹，有效统筹疫情防控与经济社会发展，携手构建人类命运共同体，让世界看到"中国之治"的优势和效果，走着一条中国特色的防疫之路，为世界公共卫生事业做出了重要贡献。人类面对这一大流行，坚持科学精准防控，持续不断地向科学要答案，不断总结经验教训，所取得的成就是1918年的西班牙流感大流行无法企及的。

2022年6月，习近平总书记在湖北武汉考察时强调，在应对疫情的斗争中，无论是应急状态防控还是常态化防控，社区都发挥了十分重要的作用。总的来讲，要靠早发现、快处置，以快制快，坚持联防联控、群防群控，靠广大人民群众众志成城，靠社区这个重要基础。这充分说明，城市社区卫生服务中心和农村乡镇卫生院等基层医疗卫生服务机构作为疾病预防控制的末梢，是基本医疗和公共卫生服务"双网底"，在城乡社区防控中充分发挥了专业支撑作用；社区（村）居委会是社区网格化管理的前线，通过党建引领与多部门协同充分发挥了群防群控的作用。

首都的社区防控工作在市委、市政府的正确领导下，坚持"动态清零"的总方针，打赢了多轮聚集性疫情歼灭战。为进一步巩固疫情防控工作成果，持续做好首都常态化疫情防控工作，结合近期社区疫情防控的工作实践，北京市疾病预防控制中心、首都医科大学、首都卫生管理与政策研究基地联合组织专家，发挥专家智囊团的作用，梳理总结了社区（村）疫情防控典型做法和有效经验，共同编写了《新冠肺炎疫情社区（村）防控指引》(简称《指引》)。《指引》坚持问题导向、需求导向，突出实用性、通俗性和指导性，为社区（村）防疫工作者提供了一本务实好用的常态化防控工作指南，对指导社区（村）快速、科学、规范应对疫情具有重要意义和指导作用。

"安危不贰其志，险易不革其心"。目前，全球新冠肺炎疫情反复延宕，疫情防控依然任重道远。希望社区（村）防疫工作者以《指引》为助力，不断提升精准防控水平，快速有效处置疫情，为维护首都人民群众生命安全和身体健康做出更多贡献。

善学者明，善思者智，善行者远。

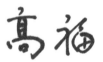

国家自然科学基金委员会副主任

中国疾病预防控制中心原主任

传染病防治国家重大科技专项技术总师

中国科学院院士

2022 年 8 月 1 日

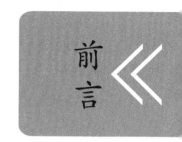

　　众所周知，新型冠状病毒肺炎（简称新冠肺炎）疫情的严重程度、传播速度、波及广度、防控难度、感染与死亡人数均前所未有。疫情发生以来，以习近平同志为核心的党中央统揽全局、果断决策，坚持人民至上、生命至上，统筹常态化精准防控和应急处置，带领全党全军全国各族人民取得了抗疫斗争的重大战略成果。

　　北京市坚决贯彻党中央决策部署，把抗击疫情作为压倒一切的头等大事来抓，面对奥密克戎新变异毒株感染特点，严格落实"四方责任"，有力有序有效推进各项防控工作，全力维护人民群众生命安全和身体健康，积累了丰富的疫情应对经验，为全国抗疫斗争做出了应有的贡献。

　　当前，国外疫情仍在蔓延，首都疫情风险不容低估，战斗尚未结束，大考仍在继续，必须毫不放松抓好常态化疫情防控，奋力夺取抗疫斗争全面胜利。

社区（村）是疫情防控第一线，是外防输入、内防反弹的重要防线。2022年6月28日习近平总书记赴湖北省武汉市考察时，强调在应对疫情的斗争中，"我们有中国共产党领导，有社区这个重要基层基础，有能力也有实力实行动态清零政策，直至取得最后胜利"。为深入学习贯彻习近平总书记重要讲话精神，巩固好经验、好做法，查找漏洞、补齐短板，进一步做好常态化疫情防控工作，首都医科大学、首都卫生管理与政策研究基地、北京市疾病预防控制中心，组织各领域专家，充分发挥专业优势，编写了《新冠肺炎疫情社区（村）防控指引》。

《指引》共分四部分：第一部分包括社区（村）日常防控相关的人员管理、环境与空间管理、场所管理、防控机制、物资储备、宣传教育、无疫社区（村）管理等方面的工作指引；第二部分包括不同风险等级管控措施和低风险地区出现局部散发病例的应急处置工作指引；第三部分场景案例，从疫情防控典型实例中，进一步理解指引及其成效；第四部分其他，为工作表格、操作流程图及附件汇总。

《指引》在《新型冠状病毒肺炎防控方案》（第九版）基础上，坚持以问题为导向，突出实用性、通俗性和指导性，旨在为广大社区（村）工作人员提供一本务实好用的常态化防控工作指南。当前，疫情仍在全球蔓延，人类对病毒的认知在不断深化，我们的防控策略也在不断调整。本《指引》政策依据截至2022年7月，若《指引》内容与最新政策发生冲突时，以权威部门发布的最新政策为准。

目录

第二部分　分级管控及应急处置工作指引

第三部分　场景案例

第四部分　其他

第一部分

日常防控工作指引

一

人员管理

（一）卡口的设置与优化管理

1.明确责任主体

一是有物业管理的，由社区（村）会同物业公司共同提出设置和优化管理的方案并组织实施。

二是无物业管理的，由街道（乡镇）、社区（村）提出设置和优化管理的方案并组织实施。

2.卡口设置和管理的基本原则

坚持人防与技防相结合，优化社区（村）卡口设置和规范管理，重在及时准确掌握京外中高风险等级地区进京人员、入境进京人员、非本社区（村）本市常住居民、生活服务从业人员等各类重点人员信息。遵循以下4条原则：

一是满足疫情防控需求。发挥卡口人员管控、信息收集等重要作用，为疫情溯源早发现、早报告、早处置等工作提供基础信息。对京外中高风险等级地区进京人员、入境进京人员、非本社区（村）本市常住居民等重点人员的扫码、登记、居家观察、健康监测信息，要建立专门台账，确保信息准确、不漏一人。

二是便利居民出行。在保障疫情防控需求的前提下，拆除不必要的物理隔离设施，做到卡口应开尽开。

三是确保信息安全。卡口收集的有关数据信息要按规定存储传输，做好物理隔离和脱敏处理，严格限定调阅权限，严禁用于防疫以外用途，确保信息安全。

四是尊重群众意愿。卡口的设置和管理应充分听取居民和各方面意见，争取居民理解、支持和配合。对于暂时不具备开放条件的卡口，要做好解释说明工作。

3.社区（村）要将卡口管理和楼门、院门管理相结合，落实物业企业值守，实行分类管理。对于已经聘有保安、配备技防措施且运行良好的，原则上全部开放；对于保安人力不足或尚未配备技防措施的，鼓励推行技防手段，原则上能开尽开；对于没有条件配备技防措施，且管理力量不足的，可以实行与楼门、院门管理相结合的灵活方式，分时段开放，开放时确保有人值守。

4.由社区（村）或物业公司指定专人通过北京健康宝"到访人信息登记簿"功能，申请生成社区（村）电子登记簿二维码，并张贴在社区（村）卡口登记处。

5.快递、外卖、家政、装修、搬家、房屋中介等日常社区服务人员以及外来访客通过北京健康宝"本人信息扫码登记"进入。

6.国内其他地区返（来）京人员进入社区（村），均须通过"京心相助"进行登记。国内中高风险等级地区返（来）京人员须提前报告居住地所在社区（村），进入社区（村）的，须持要求时限内核酸检测阴性证明或能够出示包含核酸检测阴性信息的健康通行码"绿码"进入。

7.入境进京人员目的地是北京的，须提前通过"京心相助"进行注册登记。结束集中隔离医学观察后，24小时内持"解除医学观察通知书"进入社区（村）。

8.治愈出院的确诊病例、无症状感染者及其他结束集中隔离医学观察人员进入社区（村）的，须持相关有效证明。

9.卡口的优化管理。随着疫情防控进入常态化，依据《新型冠状病毒肺炎防控方案》(第九版)，优化社区（村）卡口管理：

（1）对于判定为高、中、低风险的社区（村）卡口，落实人员、车辆出入管理，严格测温、扫码、登记、查验核酸检测阴性证明"四件套"管理措施。

（2）对于常态化防控的社区（村）卡口，落实扫码、查验核酸阴性证明等管理措施，对验码异常、无法提供健康码的特殊人群做好查证、登记。

（3）加快卡口"技防"设施应用推广，鼓励安装集健康宝查询、智能测温、出入证和核酸阴性证明查验等功能为一体的智能设备。

（二）健康人群自我监测

新型冠状病毒奥密克戎变异株的平均潜伏期为2～4天，以发热、干咳、乏力为主要表现。部分患者以嗅（味）觉减退或丧失等为首发症状，少数患者伴有其他非典型症状，主要有寒战、咳痰、鼻塞、流涕、咽痛、头痛、肌肉酸痛、关节酸痛、气促、呼吸困难、胸闷、结膜炎、恶心、呕吐、腹泻和腹痛等。

若出现上述症状，居民应及时前往就近的发热门诊就医〔北京市发热门诊名单可登录北京市人民政府网站（http：//

www.beijing.gov.cn）、北京市卫生健康委员会网站（http：//wjw.
beijing.gov.cn）查找，也可拨打"12345"热线咨询〕。如具有
流行病学史的，应第一时间向社区（村）工作人员或基层医务
人员报备。

流行病学史指：

1.出现症状前7天内有境外或国内有新冠肺炎病例报告地
区旅行史或居住史；

2.出现症状前7天内怀疑接触过新冠病毒感染者；

3.出现症状前7天内曾接触过来自境外或国内有新冠肺炎
病例报告地区的发热或有呼吸道症状的患者；

4.家庭、单位或周边人员7天内有多人出现相同症状。

无上述情况的人员，可首先通过互联网诊疗平台（北京市
新冠肺炎线上医生咨询平台、京医通等）进行咨询。社区（村）
及基层医务人员可通过微信、电话等解答与疫情和健康相关的
疑问，并注意观察居民病情变化。

（三）特殊人群管理与服务

对于行动不便的老年慢性病患者、孕产妇、婴幼儿等特殊

人群，社区（村）和基层医务人员应按需提供居家服务及医疗卫生服务，根据疫情等级调整上门服务方式。基层医务人员可采用门诊随访、电话追踪或家庭访视等形式，询问特殊人群症状和生活方式，了解特殊人群服药情况，评估病情并进行相应健康教育和干预。同时，需要关注因疫情带来的心理健康问题。

（四）重点人群居家隔离医学观察

社区（村）应做好居家隔离医学观察人员的管理和服务，避免出现社区（村）传播风险。

1.居家隔离医学观察人员范围与类别

（1）中风险地区返（来）京人员符合居家隔离医学观察条件的。

（2）密接的密接符合居家隔离医学观察条件的。

（3）密切接触者中的特殊人群及其他经专业人员评估无法进行集中隔离医学观察的。

（4）其他经专业人员评估应居家隔离医学观察的人员。

2.居家隔离医学观察基本条件

居家隔离医学观察人员居住场所须由社区（村）医务人员

进行居家内外环境专业评估。不满足居家隔离医学观察条件的，实施集中隔离医学观察或居店隔离医学观察。

（1）硬件设施评估

①居住场所配有可独立使用的厨房、卫生间。

②厨房的排烟设施应配有止回阀或通过管道直接排向室外。

③厨房洗涤盆等器具排水管道应与排水系统紧密连接，如采用插入式连接，应做密封处理。

④卫生间的排风管应设置止回阀或具备开窗通风条件。

⑤卫生间除自带存水弯的坐便器外，其他卫生器具必须在排水口以下设存水弯；地漏应设置水封装置，洗脸盆等器具排水管道应与排水系统紧密连接，如采用插入式连接，应做密封处理。

⑥居住场所应具备良好的通风条件，具有可独立开启的外窗。

⑦通风条件不良的场所，如半地下室和地下室原则上不作为居家（隔离）场所。

⑧居住场所如紧邻公共道路且无绿化带等物理隔离的，建议增设临时物理隔离设施。

（2）支持条件评估

①无同住人员的居家隔离医学观察人员应具有完全自理能力，能独立生活。

②有同住人员的，应为居家隔离医学观察人员单独安排通风良好的房间居住，有条件的可提供专用卫生间，如共用卫生间须做好日常清洁和消毒。

③所在社区（村）具备生活支持条件。

④居家隔离医学观察人员所在楼栋单元若有正在进行装修施工的应暂停施工，并将已暴露的管道口采取临时封闭措施。

3.居家隔离医学观察人员防控要求

（1）足不出户。居家隔离医学观察期间须做到足不出户，不得外出倒垃圾、收发快递等，拒绝一切探访。私自外出的，一律转为集中隔离医学观察。造成严重后果的，将依法追究法律责任。在收取物品、放垃圾、核酸采样等须开门环节应规范佩戴N95/KN95口罩，并于开门前后做好手卫生。

（2）单独居住。居家隔离医学观察人员原则上应单独居住，如有同住人员，隔离期间尽量减少与同住人员接触，避免共用餐具、毛巾、浴巾、床单等物品；采用分餐制，使用专用餐饮具。有条件时使用专用卫生间。在照顾生活不能自理的老人、婴幼儿等家庭成员时，应规范佩戴N95/KN95口罩，做好手卫生。

（3）核酸检测

①密切接触者（申请居家隔离医学观察者）。居家隔离医学观察的第1、2、3、5天和满7天各开展一次核酸检测，满7

天的核酸检测须采集呼吸道标本和环境样本，满足"三样本阴性"（人员、物品标本阴性，环境标本阴性）后解除隔离，转为居家健康监测。居家健康监测满3天开展一次核酸检测。

②密接的密接。居家隔离医学观察的第1、4、7天进行核酸检测。检测结果均为阴性，且无任何异常症状，经社区（村）核实，并收到居家隔离医学观察解除通知单，方可解除居家隔离医学观察。

③高风险人群。在居家隔离医学观察的第1、4天和满7天各开展一次核酸检测，历次核酸检测均为阴性可在满7天时解除居家隔离医学观察并由社区解除弹窗；如落位时已超7天，需3天内完成2次核酸检测，均为阴性可由社区解除弹窗。解除7天居家隔离医学观察后需开展健康监测，健康监测满3天开展一次核酸检测。

④国内中、高风险地区进（返）京及其他需要居家隔离医学观察人员。核酸检测和抗原检测标准参照北京市现行涉疫风险地区进（返）京人员隔离管理规定执行。

（4）自我健康监测。每日至少早晚各测量1次体温，主动向社区（村）报备。密切关注自身是否存在发热、干咳、乏力、咽痛、腹泻、嗅（味）觉减退、鼻塞、流涕、结膜炎、肌痛等新冠肺炎相关症状，出现异常立即联系社区（村）医务人员，并按要求就诊排查。

（5）主动报告病史。居家隔离医学观察人员应主动向社区报告个人基础疾病和既往病史，老年人、孕产妇、幼儿和患有心脑血管疾病、精神类疾病等基础疾病的人员，以及有特殊治疗需求和用药需求的人员，须将有关情况准确告知社区（村）工作人员。如遇紧急情况，第一时间联系家人或社区卫生服务机构工作人员，或直接拨打120、110等进行求助，明确告知自身为居家隔离医学观察人员，及时就医诊治。

（6）居家隔离医学观察的消毒

①居室通风消毒。每日开窗通风2～3次，每次20～30分钟；做好卫生间、浴室等共享区域的通风和消毒。每日至少进行1次房间湿式清扫，以清洁为主，预防性消毒为辅。

②餐具的处理。餐具使用后应使用洗涤剂和清水单独清洗，并及时消毒。首选煮沸消毒15分钟，也可用含有效氯250mg/L～500mg/L的含氯消毒剂（以有效氯含量为5%的某消毒剂为例，用消毒剂瓶盖取1瓶盖约10ml消毒剂原液兑1000ml～2000ml水）浸泡15分钟后，再用清水洗净。

③隔离空间的物体表面消毒。家具、门把手、家居用品等，有肉眼可见污染物时，应先完全清除污染物再消毒。无肉眼可见污染物时，用含有效氯250mg/L～500mg/L的含氯消毒

剂进行擦拭或浸泡消毒，作用 30 分钟后用清水擦拭干净。每天用含有效氯250mg/L～500mg/L的含氯消毒剂进行湿式拖地。如家庭共用卫生间，居家隔离医学观察人员每次用完后应当消毒一次。若居家隔离医学观察者使用单独卫生间，厕所可每天消毒一次。便池及周边可用含有效氯2000mg/L的含氯消毒剂（以有效氯含量为5%的某消毒剂为例，用消毒剂瓶盖取2瓶盖约20ml消毒剂原液兑500ml水）擦拭消毒，作用30分钟。

④居家隔离医学观察人员的毛巾、衣服、被罩等针织品的清洁消毒。在收集这类物品时应避免产生气溶胶，用含有效氯250mg/L～500mg/L的含氯消毒剂浸泡30分钟，或煮沸15分钟消毒后，用清水漂洗干净。也可采用水溶性包装袋盛装后直接投入洗衣机中，同时进行洗涤消毒30分钟，并保持5%的有效氯含量。

⑤垃圾的处理。居家隔离医学观察人员用过的纸巾、口罩、一次性手套以及其他生活垃圾装入塑料袋，放置到专用垃圾桶，每天清理，清理前用含有效氯500mg/L～1000mg/L的含氯消毒剂或75%酒精喷洒消毒至完全湿润，然后将垃圾袋扎紧封口，并对其外表面和封口处消毒后置于房门口。居家隔离医学观察人员产生的垃圾参照医疗废物处理。具体消毒方法按照《新型冠状病毒肺炎防控方案》（第九版）附件9"新冠肺炎疫

情隔离医学观察和居家健康监测"执行。

⑥其他消毒要求参照国家卫生健康委员会发布的《新型冠状病毒肺炎防控方案》(第九版)执行。

(7)保持通信畅通。居家隔离医学观察人员须保持手机电话等通信畅通,随时与社区保持联系。老、幼、病、残等确需照顾的人员,须确定同住人员或紧急联系人。

(8)同住人员要求。同住人员须与居家隔离医学观察人员共同执行管控措施。

(9)加强排水管理。居家隔离医学观察人员在隔离期间,坐便器、淋浴排水地漏应及时补水,每天注水2次以上,每次不少于350ml,或采用硅胶垫、防臭地漏芯等防臭装置封堵地漏。坐便器冲水时,先盖马桶盖,再冲水。

4.社区(村)工作要求

(1)开展环境评估。社区(村)医务人员应对居家隔离医学观察人员居住内、外环境进行专业评估,不具备条件的,不得作为居家隔离医学观察场所。

(2)履行告知义务。通过书面或电子告知书等方式,向居家隔离医学观察人员明确防疫责任义务,以及不遵守防疫要求可能承担的法律责任,并告知其出现健康问题时可联系的社区(村)卫生医疗机构名称及联系人和联系方式。

（3）强化技防措施。加装门磁报警装置，有条件的加装摄像头，提供便携式智能测温贴等。及时将其信息录入"北京市疫情跟踪数据报送系统"，赋"北京健康宝"黄码。

（4）开展健康监测。社区（村）医务人员要记录好居家隔离医学观察人员和同住人员每日早晚体温及健康状况。发现其出现发热、干咳、乏力、咽痛、腹泻、嗅（味）觉减退、鼻塞、流涕、结膜炎、肌痛等新冠肺炎相关症状，立即向当地的卫生健康部门报告。

（5）组织核酸检测。按照防疫要求，配合医务人员为居家隔离医学观察人员进行核酸检测，观察期满后核酸检测结果为阴性的，及时解除隔离，并为其"北京健康宝"解码。

（6）满足就医需求。社区（村）医务人员应重点关注患有心脑血管疾病、化疗、透析等特殊人群情况，及时提供必要医疗卫生服务。居家隔离医学观察人员有外出就医需求时，应按照《关于进一步加强发热门诊和医疗服务管理等工作的通知》（京防组医发〔2021〕10号）有关规定及时为其提供就医服务。

（7）提供保障服务。为居家隔离医学观察人员提供基本生活保障及其他必要的服务，及时回应诉求，关注其身心健康，做好心理疏导和人文关怀工作。

（8）严格垃圾处置。居家隔离医学观察人员产生的垃圾每天至少清理一次，必要时及时清理。如居家隔离医学观察人员核酸检测为阳性，产生的垃圾按医疗垃圾处理。

（9）加强通风消毒。社区（村）工作人员应对居家隔离医学观察人员所在楼层及楼道做好开窗通风。每日对楼道、楼梯扶手、门把手和电梯按键等人员触碰较多部位进行一次消毒。

（10）做好个人防护。需上门开展工作时应做好个人防护，穿戴工作服、一次性工作帽、一次性手套、隔离衣、N95/KN95口罩、鞋套，保持1米以上距离。

5.居家隔离医学观察注意事项

（1）居家隔离医学观察人员居室每天尽量开窗通风。

（2）最小化活动共享区域，确保共享区域（厨房、浴室等）通风良好，避免使用中央空调，在打开与其他家庭成员或室友相通的房门时先开窗通风。

（3）为避免交叉感染，每个隔离房间必备专用物品：带盖垃圾桶、可密封垃圾袋、清理痰液等的多层不透水纸巾、含氯或酒精的消毒湿巾等日常用品。

（4）居家隔离医学观察人员应注意营养，适量运动，在隔离房间活动时可不戴口罩。餐食和生活必需品由联系人放置在房间门口。

（5）其他家庭成员进入观察人员居住空间时应佩戴口罩，

口罩需紧贴面部，在居住空间中不要触碰和调整口罩。离开居家隔离医学观察人员房间后，立即摘下口罩并丢弃，做好手卫生。

（6）家庭成员应尽量避免接触居家隔离医学观察人员及其用品，如避免共用香烟、餐具、毛巾、浴巾、床单等。尽量避免与居家隔离医学观察人员直接接触，如发生任何直接接触，应及时做好清洁消毒。

（五）社区工作人员管理

社区防控是疫情防控的"网底"，社区工作人员在疫情防控工作中面临不同程度的感染风险。为防止社区工作人员感染，保证社区防控队伍持续的战斗力，社区工作人员管理要点如下：

1.基本要求

（1）按规范穿脱防护用品。设置专门的防护用品穿脱区域，放置医疗垃圾桶（袋）、普通垃圾桶（袋）。

（2）高（中）风险区工作人员服务区域固定，实行闭环管理，单人单间住宿，按要求进行核酸检测。

（3）工作和休息期间，严禁聚集，就餐时保持距离，分餐

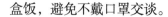

盒饭，避免不戴口罩交谈。

（4）加强手卫生，接触疑似污染后应立即进行手部消毒；定期对通信工具进行消毒。

（5）严格实行无接触配送。

（6）严格按规范收集、暂存、处置医疗废弃物。

（7）杜绝在非休息区喝水、吸烟、进食等行为。

（8）避免在封闭空间内开会。

（9）物资配送人员、保洁员、志愿者不允许与风险人群发生直接接触。

2.不同风险区工作人员防护要求

（1）高风险区工作人员防护要求

①门岗：工作服、一次性工作帽、一次性手套、隔离衣、N95/KN95口罩。当直接接触风险人、物时，在此基础上加戴防护面屏或护目镜。

②社区民警：工作服、一次性工作帽、一次性手套、N95/KN95口罩、防护面屏或护目镜、鞋套。应急处置可能要和风险人员接触的当班民警加穿医用防护服。

③网格员：工作服、N95/KN95口罩。当直接接触风险人、物时，在此基础上增加一次性工作帽、一次性手套、隔离衣。

④物资配送人员：工作服、一次性工作帽、一次性手套、

隔离衣、N95/KN95口罩。当需要把物资送到居民家门口时，在此基础上医用防护服替代隔离衣，增加防护面屏或护目镜、鞋套。

⑤保洁员：工作服、一次性工作帽、一次性手套、隔离衣、N95/KN95口罩、鞋套。

⑥消毒人员：工作服、一次性工作帽、一次性手套、医用防护服、N95/KN95口罩、防护面屏或护目镜、鞋套。

⑦巡查人员：工作服、一次性工作帽、一次性手套、医用防护服、N95/KN95口罩、防护面屏或护目镜、鞋套。

⑧医务人员：工作服、一次性工作帽、一次性手套、医用防护服、N95/KN95口罩、防护面屏或护目镜、鞋套。

⑨核酸检测辅助人员：工作服、一次性工作帽、一次性手套、隔离衣、N95/KN95口罩。当直接接触风险人、物时，在此基础上医用防护服替代隔离衣，增加防护面屏或护目镜、鞋套。

⑩其他志愿者：工作服、一次性工作帽、一次性手套、隔离衣、N95/KN95口罩。

（2）中风险区工作人员防护要求

①门岗：工作服、医用外科口罩。当直接接触风险人、物时，在此基础上加戴一次性手套、防护面屏或护目镜、N95/

KN95口罩。

②社区民警：工作服、一次性工作帽、一次性手套、医用外科口罩、防护面屏或护目镜、鞋套。应急处置可能要和风险人员接触的当班民警加穿医用防护服、戴N95/KN95口罩。

③网格员：工作服、医用外科口罩。当直接接触风险人、物时，在此基础上增加一次性工作帽、一次性手套、隔离衣、N95/KN95口罩。

④物资配送人员：工作服、一次性工作帽、一次性手套、隔离衣、医用外科口罩。当需要把物资送到居民家门口时，在此基础上医用防护服替代隔离衣，增加防护面屏或护目镜、鞋套、N95/KN95口罩。

⑤保洁员：工作服、一次性工作帽、一次性手套、隔离衣、N95/KN95口罩、鞋套。

⑥消毒人员：工作服、一次性工作帽、一次性手套、医用防护服、N95/KN95口罩、防护面屏或护目镜、鞋套。

⑦巡查人员：工作服、一次性工作帽、一次性手套、医用防护服、N95/KN95口罩、防护面屏或护目镜、鞋套。

⑧医务人员：工作服、一次性工作帽、一次性手套、医用防护服、N95/KN95口罩、防护面屏或护目镜、鞋套。

⑨核酸检测辅助人员：工作服、一次性工作帽、一次性手

套、隔离衣、N95/KN95口罩。当直接接触风险人、物时，在此基础上医用防护服替代隔离衣，增加防护面屏或护目镜、鞋套。

⑩其他志愿者：工作服、医用外科口罩。当直接接触风险人、物时，在此基础上加戴N95/KN95口罩。

（3）低风险区工作人员防护要求

①门岗：工作服、医用外科口罩。

②社区民警：工作服、医用外科口罩。

③保洁员：工作服、医用外科口罩。

④巡查人员：工作服、医用外科口罩。

⑤医务人员：工作服、一次性工作帽、一次性手套、医用防护服、N95/KN95口罩、防护面屏或护目镜、鞋套。

⑥核酸检测辅助人员：工作服、一次性工作帽、一次性手套、隔离衣、N95/KN95口罩。当直接接触风险人、物时，在此基础上医用防护服替代隔离衣，增加防护面屏或护目镜、鞋套。

（六）外出防护及防疫基本行为准则

1.随身携带与佩戴口罩。前往人群拥挤、通风较差的室内公共场所，乘坐地铁等公共交通工具，进入养老、托幼、托育、中小学校、福利等机构时，应当佩戴口罩；出现发热症状，就医时建议佩戴医用外科口罩或以上级别的口罩。口罩需及时更换，每个口罩累计佩戴时间不超过8小时。

2.注意手卫生。清洁双手前不要触碰口、眼、鼻。如接触公用物品或其他可能被污染的物品，必须洗手或进行手部消毒。

3.注意呼吸卫生/咳嗽礼仪。咳嗽、打喷嚏时用肘部或纸巾遮掩。不随地吐痰，口鼻分泌物用纸巾包好弃置于垃圾桶内。

4.遵守1米线。排队、付款、交谈、运动、参观、购物时，要保持1米以上社交距离。

5.文明用餐。外出就餐，提倡使用公筷公勺，尽量分餐食，尽量自备餐具；禁食野生动物，尽量避免生食或半生食水产品。

6.付款时尽量选择刷卡、扫码等非接触的支付方式。

7.前往医院的路上，患者和陪同人员应全程佩戴医用外科口罩，尽量避免乘坐公共交通工具。

8.在医院就诊时，应做好个人防护，并保持1米以上社交距离，尽量避免在人群密集场所停留。

（七）日常社区服务人员管理

日常社区服务人员包括"快修保食洁"，即快递（含外卖、电商配送、物流等）、维修（含装修）、保安、食品（餐饮加工）、保洁及家政、美发等社区服务工作人员。

1.分级分区落实防控措施

严格落实《北京市高、中、低风险区工作指引》《社区工作人员防新冠病毒感染规范要点》《新冠疫情流行期间外卖人员防控指引（第三版）》《新冠疫情流行期间家政服务行业疫情防控指引》《新冠疫情流行期间外卖配送人员防控指引》《新冠疫情流行期间美发美容行业防控指引》等，高、中、低风险区域和常态化防控的日常社区服务根据政策动态调整，采取分级分区管理措施。加强社区服务人员的防护技能培训。

（1）高、中、低风险区

①快递服务（含外卖、电商配送、物流等）：固定封管控区域的快递服务人员，严禁快递员同时服务封管控区和其他区。设置物流货架，专人管理，限制取件人流，杜绝人群取件聚集。确需上门取送货者，由区内物资配送人员做好个人防

护，采取"无接触"送货。

②维修服务：封管控期间仅开展应急维修服务；固定维修人员，严禁其同时服务封管控区和其他区。维修人员上门服务时，按医务人员防护级别做好个人防护，保持和居民2米以上间距，避免近距离接触；尽量缩短在封控区内的暴露时间；规范处置防护用品，做好手卫生和消毒。

③保安、保洁：做好人员的闭环管理，工作期间落实防护要求。

④暂停食品（餐饮加工）、家政、美发等服务。

（2）常态化防控

切实落实相关疫情防控文件精神，遵守行业部门的防控管理，在政策允许的情况下提供服务。原则上常态化防控下，非核心区连续7天无社会面阳性感染者，可以允许服务类人员进入社区（村）；核心区连续10天无社会面阳性感染者，可以允许服务类人员进入社区（村）。根据疫情形势，动态调整相关措施。

①快递服务（含外卖、电商配送、物流等）：确保快递员无中高风险区域行程轨迹，实行白名单。可在社区（村）内已有快递柜的基础上增设物流货架，安装监控设施，实行专人管理，限制收发件人流，避免人员聚集；对于可以进入社区（村）

的非核心区，允许快递员采用"无接触"方式送货上门或采用快递柜完成投递，对于可以进入社区（村）的核心区，可以允许快递员采用"无接触"方式送货到楼门、快递柜或院落外；针对行动不便的老人、残疾人和孕妇等，社区（村）做好统计和备案，可安排志愿者等帮助居民采用"无接触"方式送到居民家门口。

②维修、保安、保洁、家政、美发等服务：切实落实相关疫情防控政策；允许进入社区（村）服务时，按要求做好个人防护；规范处置防护用品，做好手卫生和消毒。

2.合理设置快递发放区，优化取件流程

结合小区楼栋、住户数量等实际情况，科学、合理设置快递发放区。

（1）给每个快递公司（含外卖、电商配送、物流等）设置专门收发区并醒目标识，各快递公司收发区之间设置安全距离；

（2）每个快递公司（含外卖、电商配送、物流等）结合楼栋、单元等信息对货物进行醒目编号并分区域码放至快递架，同时将取件编号通过短信发送取件人，提高取件效率，实现快递精准发放；

（3）现场划定取件引导线，等候区设置2米线，实现取件流程单向流动，避免人群聚集；

（4）在取件高峰期增加引导人员，劝导和督促现场人员保持间距、做好防护、排队取件等；

（5）建议社区与各快递公司（含外卖、电商配送、物流等）协调提供分时段预约取件服务，分批发送取件通知，引导居民错峰取件。超大规模的社区可结合实际采取"一小区一策"。

3.加强日常社区服务人员管理

服务封管控区的快递员、维修人员等做好每日核酸检测和个人防护，接送货物时切实做到"无接触"，提供上门维修服务时，切实减少暴露时间；与服务其他区域的快递员、维修人员等实现工作、生活不接触、无交叉；其他社区服务从业人员严格遵守相关行业部门的管理规定。

4.严格查验日常社区服务人员"四件套"和行程码

社区（村）卡口管理人员严格落实日常社区服务人员的测温、扫码、登记、查验核酸阴性证明"四件套"工作；严格核对日常社区服务人员行程码，确保无中高风险区行程轨迹。

5.加强公共设施、工（用）具的消毒管理

快递柜、货架等由专人管理，加装摄像头，做好件件消毒以及每天早中晚三次的快递柜、货架等物表消毒；维修、保安、保洁、家政、美发等服务人员做好服务工（用）具的消毒，做好服务一户（人）一消毒。

6.引导居民做好个人防护与消毒

加强居民健康宣教，引导居民提高个人防护意识，接受服务时，全程做好个人防护；在收发件时有序排队保持间隔，做到"无接触"收发件，对快递货物外包装做好消毒，做好手卫生；在接受其他日常社区服务时，尽量减少与服务人员的接触时间；加强居室开窗通风，做好清洁消毒。

（八）居家健康监测

1.适用对象。完成集中隔离医学观察或居家隔离医学观察的密切接触者和入境人员，完成7天居家隔离医学观察的高风险人群，治愈出院的病例，解除集中隔离医学观察的无症状感染者及经专业人员评估需进行居家健康监测的人员。

2.主动报备、闭环返回。密切接触者、入境人员完成集中隔离医学观察返回居住地前，集中隔离医学观察点应将相关人员信息推送居住地所在区或街道（乡镇）。集中隔离医学观察期满的密切接触者、入境人员应主动向居住地所在社区（村）或单位报备，"点对点"闭环返回，规范佩戴N95/KN95口罩，避免乘坐公共交通工具。

3.居家期间"足不出户"。居家健康监测期间原则上不得外出，如因就医等特殊情况确需外出的，须向居住地所在社区（村）或单位报备，外出时严格做好个人防护，规范佩戴N95/KN95口罩，避免乘坐公共交通工具。对于出现发热、干咳等相关症状的人员，由专人联系120负压急救车就近转运至发热门诊或定点医疗机构就医。

4.同住人员共同监测。居家健康监测人员的共同居住者或陪护人员，应一并遵守居家健康监测管理要求。不具备居家健康监测条件的，应转为居店健康监测。

5.规范落实监测措施。居家健康监测3天内完成两次核酸检测（三天两检），其中第3天，由卫健部门组织专业人员开展一次上门核酸检测。居住地所在社区（村）或单位要安排专人做好健康监测人员的服务保障。

6.严格入境进京人员居家健康监测管理。国内其他口岸入境人员在当地完成"7天集中隔离医学观察+3天居家健康监测"后，持48小时内核酸阴性证明、"北京健康宝"绿码方可进京。集中隔离医学观察期满但入境未满10天进京的，应补足3天居家健康监测。不具备居家条件的，由居住地所在街道（乡镇）组织落实补足3天居店健康监测。

7.压实工作责任。对于落位在社区（村）的居家健康监测人员，由社区防控组、农村防控组按职责分工抓好居家健康监测措施落实；对于落位在工厂工地、宾馆酒店、学校等场所的人员，由相关职能组负责组织落实；所在区街道（乡镇）应履行好属地兜底责任。

环境与空间管理

（一）总体要求和基本规范

1.社区（村）和驻区单位应落实主体责任，明确责任人，做好工作人员培训，落实环境整治的资金、设备和物资储备。

2.外环境原则上不需要消毒，以清洁卫生为主，预防性消毒为辅。不需要消毒的有：室外空气；手很少触及的场所，如地面、绿植、墙面等；进入社区（村）的人员、汽车、自行车及其携带的物品等。需要定期消毒的有：厢式电梯、公共厕所、快递柜、垃圾桶、室外健身器材等，原则上每日1次。

3.物体表面消毒可选择含氯消毒剂（如84消毒液）、75%的酒精（仅限小件物品或小范围使用）；手消毒可选择含酒精的免洗手消毒剂。

4.公共区域应定期清洁，确保没有肉眼可见的杂物和污物，避免杂物堆积阻塞通道，及时清理低洼处的积水，彻底清除蚊虫滋生的环境。

5.室内区域应采用自然通风、机械通风等方式改善室内空气质量，可通过扩大门窗开口面积、增加机械通风量等措施强化通风。

（二）地下空间清洁

1.按照"谁使用，谁负责"原则，落实地下空间使用单位主体责任，建立环境卫生和清洁制度。

2.及时清理垃圾和杂物，避免占用消防通道、人流通道和物流通道。

3.地下空间应设机械通风系统或其他空气调节装置，并使之保持良好状态。

4.地下空间公共厕所和厢式电梯等场所，要保持清洁卫生，每日开展1次预防性消毒。

5.除通风系统外，应根据实际情况安装其他辅助干燥设施设备，清除长期潮湿死角，避免滋生霉菌。

（三）楼道清洁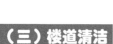

1.楼道清洁工作应落实到人，根据实际情况安排1日1次到2次或多次清扫，确保无肉眼可见污染物，不能有杂物占用通道。

2.楼道区域安装的窗户应保持常开状态，保证空气流通。

3.未出现新冠肺炎患者或无症状感染者时，无须对楼道地面、墙壁进行消毒。

（四）社区（村）公共厕所清洁

1.由专人管理，保持清洁卫生，确保地面无积水、纸屑、烟头、痰迹和杂物，大便器内无积粪，小便器（槽）内无积存尿液、尿垢、杂物，保持墙壁和顶棚等整洁。

2.配备洗手液，保证水龙头等供水设施正常工作，有条件时可配备免洗手消毒剂或感应式手消毒设备。盛放洗手液的容器最好为一次性使用，重复使用的洗手液容器更换或添加洗手液时应清洁消毒；使用的肥皂及肥皂盒应定期清洁，并保持干燥。

3.保证通风良好，必要时加装排气扇等辅助通风设施。

4.每日进行1次预防性消毒，重点消毒对象是手经常接触的表面（如门把手、水龙头等）、可能被污染的墙面、蹲坑、坐便器、拖布、抹布以及地面。

5.安装防蝇设施。

6.化粪池和储粪池应做到密闭、有盖、不渗漏，防止污染地下水，粪池内的粪便不应超过粪池容积的3/4。

（五）垃圾桶及周边清洁

1.社区（村）居民小区按照《北京市生活垃圾管理条例》和《北京市生活垃圾分类指导手册》组织实施垃圾分类及相关工作。

2.生活垃圾应及时、妥善管理，垃圾桶要加盖，并随时盖好。

3.垃圾桶应保持无异味、无污渍、放置合理，确保不满冒。

4.垃圾桶周边环境要保持清洁卫生，不得出现垃圾散落情况。

5.垃圾桶每日进行1次预防性消毒，重点消毒部位是桶外壁、桶盖以及手经常接触的表面。

（六）病媒防制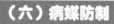

1.加强蚊虫防制，定期对社区（村）范围内各种可能积水的瓶子、水桶、水盆、空调冷凝接水盆等容器进行彻底清理，定期疏通社区（村）内的沟渠、沙井、排水沟，避免积水，防止蚊虫滋生。

2.加强苍蝇防制，及时清扫社区（村）环境，清除动物粪便、腐败动植物，减少苍蝇滋生。住户、社区（村）内场所以及公共厕所应完善防蝇设施，防止苍蝇进入。

3.加强鼠类防制，结合环境卫生整治，重点加强对建筑物周围杂草、瓦砾和杂物的清理，堵塞洞穴，平整硬化地面，清除鼠类栖息的场所。餐饮等单位要完善防鼠设施。

4.加强蟑螂防制，及时清倒垃圾，保持环境卫生，清除卫生死角，断绝蟑螂的食源和水源。对墙壁、地板、门框、窗台（框）等处的孔洞和缝隙，应用石灰、水泥或其他材料加以堵塞封闭，尤其要注意水管、暖气管等管道，清除蟑螂藏身之处。

场所管理

（一）社区（村）内工作和休闲场所

1.保持场所空气流通，通风时优先打开窗户，采用自然通风。有条件的可以开启排风扇等抽气装置以加强室内空气流动。保证中央空调通风系统、厢式电梯换气扇和地下车库通风系统运转正常。

2.场所内保持1米以上社交距离，人员密集、近距离交谈时应佩戴口罩。

3.控制场所内人员数量，做好临时进入人员信息登记或扫码工作。

4.在洗手处提供洗手液，保证水龙头等设施正常使用，保持洗手间清洁卫生。

5.当工作人员出现发热、呼吸道症状等异常状况时，不得带病上班，并劝其及时就医。

6.工作人员实行分餐制，注意食品卫生和餐具消毒，通过分时段就餐等方式，避免人员聚集。

7.尽量减少或避免举办大型会议或活动，控制人员密度，会议或活动尽可能简短，提倡自带杯具。

（二）社区（村）内经营场所

1.社区（村）要指定专人负责联系、指导辖区经营场所做好常态化防控，可结合实际建立工作人员健康监测报告制度。

2.工作人员要保持个人卫生，在直接为顾客提供服务时，应佩戴口罩等防护用品。

3.引导顾客扫码核验、进入店内应佩戴口罩，同时在店内与他人保持1米以上社交距离。

4.举办宣传促销活动时，应引导顾客保持社交距离，避免顾客长时间在一个地方聚集。

5.店内保持空气流通，营业前进行充分通风，应保证中央空调通风系统运转正常。

6.以清洁为主，预防性消毒为辅，顾客经常触摸部位要定期清洁消毒，必要时在出入口等位置配备免洗手消毒剂。

7.通过海报、电子屏、广播等宣传卫生防疫知识，引导顾客配合防疫措施。

8.除了采取以上1至7项措施外，小餐馆应加强食品安全，不采购野生动物作为食材，餐饮具严格执行一客一用（换）一消毒，倡导使用公勺公筷。

9.除了采取以上1至7项措施外，小旅馆要做好宾客入住登记工作；加强公共用品用具的清洁，对客房内的床单、被罩、毛巾、浴巾、杯具等公共用品用具做到一客一用（换）一消毒；公共用品用具受到污染时应随时消毒；服务人员在不影响宾客休息的前提下，所有房间每日开窗通风2～3次，每次20～30分钟。

10.除了采取以上1至7项措施外，小浴室对毛巾、拖鞋等公共用品用具做到一客一用（换）一消毒；保持更衣柜、坐凳的清洁卫生，每日进行预防性消毒；公共用品用具受到污染时应随时消毒。

11.除了采取以上1至7项措施外，小理发店应建立顾客预约制度，合理安排顾客到店时间，应设有流动水洗发设备，剪刀、梳子、推子等理（剪）发工具应做到一客一用（换）一消毒，重复使用的毛巾、围布等公共用品应做到一客一用（换）一消毒。

12.除了采取以上1至7项措施外，小便民店在客流较大时，应提醒顾客有序等候，如室内面积较小，可引导顾客在室外等候；为顾客上门送货时，可采取"无接触"配送方式。

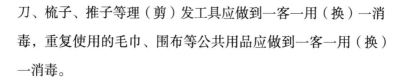

（三）特殊场所

1.楼宇商场

这里的"楼宇商场"包括楼宇商场（商业综合体）、超市等场所。

（1）建立楼宇商场基础台账

楼宇商场内各单位应建立基础信息台账，加强内部管理，配合流调工作。台账核心信息包括单位相关人员的姓名、身份证号、手机号、详细现住址、家庭联系人等；台账其他信息应包括各单位分布图、租（住）户分布及联系人信息、所有人员（含第三方派遣人员）办公场所座位分布图、人员出差情况、近期核酸检测情况、单位聚集性活动及会议组织情况、访客记录情况等，确保发生疫情时迅速获取重点人员信息并采取管控措施。

（2）保持室内空气流通

优先打开窗户，采用自然通风。有条件的可以开启排风扇等抽气装置以加强室内空气流动。

使用集中空调通风系统时，可参照《新冠肺炎流行期间集中空调通风系统运行防控指引》。

应保证厢式电梯的换气扇、地下车库通风系统运转正常。

（3）日常清洁和预防性消毒措施

日常应以通风换气和清洁卫生为主，同时对接触较多的桌（台）面、购物车（筐）把手、门把手、水龙头、扶手等公用物品和部位表面进行预防性消毒。必要时对地面、墙壁等进行预防性消毒，详见《新型冠状病毒感染的肺炎流行期间预防性消毒指引》。

（4）建立工作人员健康监测制度

商场（商业综合体）、超市等场所的经营和管理者应建立员工体温监测等健康监测制度，利用"北京健康宝""行程码"等手段，实行"绿码"上岗制。员工若出现发热、干咳、乏力、咽痛、腹泻、嗅（味）觉减退、鼻塞、流涕、结膜炎、肌痛等新冠肺炎相关症状，要求其不得带病上班，并参照《新型冠状病毒肺炎流行期间公众出现发热呼吸道症状后的就诊指引》就医。

以任何方式获悉本人成为密切接触者、密接的密接时，应就地停止活动，做好个人防护，立即向工作单位、居住地社区主动报告，单位、社区接报后向属地疾控中心报告。

（5）加强日常健康防护工作

①在所有商场（商业综合体）、超市醒目位置张贴健康提示，利用各种显示屏宣传新型冠状病毒肺炎和春季传染病防控知识。

②商场（商业综合体）、超市经营管理者应严格遵循体温监测、人流控制等北京市疫情防控的相关规定要求。

③顾（宾）客与工作人员应注意个人防护，需要佩戴口罩时参照《新型冠状病毒肺炎流行期间公众佩戴口罩指引》。

④工作人员在为顾（宾）客提供服务时应保持个人卫生，勤洗手，工作服保持清洁卫生。

（6）特定场所的防控要求

①自动扶梯、厢式电梯。运行中的厢式电梯应保证其换气扇运转正常。厢式电梯的地面、墙壁应保持清洁，受到污染时及时进行消毒。电梯按钮及自动扶梯扶手等经常接触部位每日消毒不少于3次。

②地下车库。应保证地下车库通风系统运转正常。地下车

库的地面、墙壁应保持清洁，受到污染时进行消毒。停车取卡按键等人员经常接触部位每日消毒不少于3次。

③卫生间。卫生间应保持清洁和干爽，空气流通，提供洗手液，并保证水龙头等设施正常使用。应增加卫生间的巡查频次，视情况增加清洁和消毒次数。

④员工办公区域。注意开窗通风，保持室内清洁，具体可参照《新型冠状病毒肺炎流行期间办公场所防控指引》。

⑤餐厅、大排档、咖啡厅等餐饮场所（区域）。保持空气流通，以清洁为主，预防性消毒为辅。重复使用的餐饮具一人一用一消毒。

⑥ATM机、自动售货机、智能快递柜、储物柜等。以保持清洁为主，当受到污染时可进行消毒。

⑦门店、超市。保持空气流通，以清洁为主，预防性消毒为辅。对人员接触较多的部位每日进行消毒。

⑧健身房。确保室内空气流通，环境清洁。提醒使用人员接触健身器械前、后做好手卫生。

⑨收银台、服务台。制定合理的人员路线和分流措施，提醒顾客需注意与他人保持1米以上社交距离。

⑩室内娱乐场所。商场中的酒吧、舞厅、电影院、电子游戏厅等室内娱乐场所，应保持空气流通、环境清洁干爽，公共

用品用具应一客一用（换）一消毒。

⑪顾客休息区（室）、母婴休息室（区）、儿童游乐场所等配套设施。配套服务设施和区域应保持空气流通、环境清洁干爽。

2.宾馆酒店

这里的"宾馆酒店"包括宾馆酒店（饭店）、普通旅店、招待所、快捷酒店等。宾馆酒店具有人员流动性大、构成复杂的特点。

（1）保持室内空气流通

优先打开窗户，采用自然通风。有条件的可以开启排风扇等抽气装置以加强室内空气流动。使用集中空调通风系统时，可参照《新冠肺炎流行期间集中空调通风系统运行防控指引》。

应保证厢式电梯的排气扇、地下车库通风系统运转正常。

（2）实行工作人员健康监测制度

工作人员实行体温监测等健康监测制度，若出现发热、干咳等症状时，不得带病上班，并参照《新型冠状病毒肺炎流行期间公众出现发热呼吸道症状后的就诊指引》就医。

（3）加强日常健康防护工作

①在醒目位置张贴健康提示，并利用各种显示屏宣传新冠肺炎和春季传染病的防控知识。

②保持环境卫生清洁，及时清理垃圾。

③洗手间应保持清洁和干爽，提供洗手液，并保证水龙头等设施正常使用。

④人员接触较多的公用物品及部位表面进行预防性消毒。

⑤宾客与工作人员应注意个人防护，需要佩戴口罩时参照《新型冠状病毒肺炎流行期间公众佩戴口罩指引》。

⑥工作人员在为顾（宾）客提供服务时应保持个人卫生，勤洗手，工作服保持清洁卫生。

（4）做好宾客的健康宣传工作

①告知宾客服从、配合宾馆酒店在疫情流行期间采取的各项措施。宾馆经营管理者应严格遵循体温监测、人流控制等北京市疫情防控的相关规定要求。

②提醒宾客注意保持手卫生，不要触碰口、眼、鼻。接触口鼻分泌物和可能被污染的物品后，必须洗手，或用免洗手消毒剂消毒。

（5）日常清洁和预防性消毒措施

以通风换气为主，同时对接触较多的桌（台）面、门把手、水龙头等公共物品和部位进行预防性消毒，必要时对地面、墙壁等进行预防性消毒。公共用品用具严格执行一客一用（换）一消毒，客人退房后应及时进行清洁和消毒，公共卫生间应增加巡查频次，视情况增加消毒频次。具体消毒方法参照《新型冠状病毒感染的肺炎流行期间预防性消毒指引》。

3.酒吧

这里的"酒吧"包括酒吧、酒馆，以及主要售卖酒类产品或提供酒类产品给顾客现场饮用的吧台和会所等。酒吧具有人群构成复杂、流动性大的特点。

（1）保持室内空气流通

应优先采用自然通风，有条件的可以开启排风扇等抽气装置以加强室内空气流动。使用集中空调通风系统时，参照《新冠肺炎流行期间集中空调通风系统运行防控指引》。

营业前，应充分进行室内通风换气；营业中要确保通风设施正常运行，保持场所的通风良好；每日歇业后，及时打开门窗进行充分的自然通风换气。

应保证厢式电梯的换气扇、地下车库通风系统运转正常。

（2）保持环境清洁

保持环境卫生清洁，及时清理垃圾。在洗手处要为顾客提供洗手液，并保证水龙头等设施正常使用。有洗手间的应保持清洁和干爽。

（3）建立健康监测制度

建立员工每日健康监测制度，进行体温监测登记。若员工出现发热、干咳等症状时，不得带病上班，并参照《新型冠状病毒肺炎流行期间公众出现发热呼吸道症状后的就诊指引》就医。

顾客可使用"健康宝"等软件，实行"绿码"准入制，并在酒吧入口处实施体温监测。

（4）做好个人防护

顾客与服务人员应注意个人防护，需要佩戴口罩时参照《新型冠状病毒肺炎流行期间公众佩戴口罩指引》。

工作人员在为顾客提供服务时应保持个人卫生，勤洗手，工作服保持清洁卫生。

（5）保持社交距离

提倡建立顾客预约制度，合理安排顾客到店时间，避免人员聚集。

经营单位要在疫情期间调整桌位间距，确保间隔在1米以上，如桌椅固定无法移动，要明确标识出非使用桌位。

提醒顾客在公共区域活动或等候时注意与他人保持1米以上社交距离。

（6）加强餐饮管理

提供用餐服务的酒吧应同时参照市商务局《新型冠状病毒肺炎疫情期间餐饮服务单位经营服务指引》。

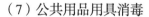

（7）公共用品用具消毒

加强公共用品用具的清洁和消毒，对麦克风、娱乐设备按键、配套娱乐用品等，在使用前应提前进行消毒；提供给顾客使用的餐饮具、话筒套等公共用品用具应一客一用（换）一消毒，顾客接触较多的部位，如门把手、桌面、水龙头、电梯按键等应根据客流量随时消毒，消毒方法参照《新型冠状病毒感染的肺炎流行期间预防性消毒指引》。

4.超市

（1）落实"四方责任"，明确各方职责

坚持新冠肺炎疫情防控常态化，严格落实《北京市人民政府关于进一步明确责任加强新型冠状病毒感染的肺炎预防控制工作的通知》（京政发〔2020〕2号）和《关于落实"四方责任"进一步加强重点人群、场所和单位新型冠状病毒感染的肺炎疫情防控工作的通知》（京政办发〔2020〕4号）等要求，结合实际研究制定针对性强、可行性高的超市防控方案预案，明确各岗位职责，做到落实到岗、责任到人。相关从业人员严格执行常态化防控措施，始终保持高度警惕。属地政府及行业主管部门定期组织开展督导检查，发现问题及时敦促整改，确保防控力度不减、措施不松。

（2）坚持"区分对待"，做到精准管理

①严格做到生熟分开、干湿分离。根据食品类别和贮存条件做好分区分类管理。生鲜食品和熟食制品应分开销售，生鲜区域的蔬菜、水果、畜禽肉、水产品、豆制品、鲜蛋等要分类分区存放，冷冻（藏）产品和非冷冻（藏）产品要进行分区有效隔离并设立明确标识，避免交叉污染；熟食制品制作、加工和销售过程严格按照卫生管理制度要求，设置隔离设施。干、湿食品相对集中，分开陈列销售。畜禽肉区、水产区的交易与分割加工区域需分离，设置自来水龙头、洗槽、排水沟和下水道，及时冲洗工作区，保持卫生整洁。湿冷食品区域地面清洗后应使用烘干设备，保持干燥。

②加强进口冷链食品的管理。经营者严格落实进货查验和溯源管理制度，进口冷链食品的售卖要做到"五专"，即专人售卖、专区存放、专区售卖、专物专用、专门消毒，售卖人员应主动帮助顾客对进口冷链食品进行分割、改刀等粗加工并进行充分包装，减少顾客与进口冷链食品的直接接触，售卖专区要有进口冷链食品的明确标识。进口冷链食品入库前的外包装、上架前的外包装要严格消毒，以散装形式售卖的进口冷链食品要在商品标价签上加注进口国或原产地的信息。

③设置购物引导流线和防护用品。在畜禽肉区、水产品区

鼓励设置合理物理隔离措施。在高峰时期引导顾客分流购物，避免在生鲜区域出现聚集。配备手部消毒器、消毒剂和购物袋（一次性手套），引导顾客在使用专用夹取工具挑选畜禽肉和水产品前后进行手部消毒，规范使用购物袋（一次性手套）套在手上挑选食品。

（3）注重人员管理，实现有效防控

①强化监测降低隐患。建立健康监测报告制度，对工作人员加强健康监测，发现有发热、干咳等症状或消化道症状时及时安排就诊排查，杜绝带病上岗。对进店顾客检测体温并查验"北京健康宝"信息，体温正常且"北京健康宝"状态为"未见异常"者方可进入。

②加强管理促推防控。严格落实人员管理制度，生鲜区域从业人员严格落实防控措施，在岗期间做到戴口罩、手套、帽子，身着工作服。在试吃等活动中产生的牙签、一次性纸杯、纸巾等物品按照垃圾分类标准投放。

③注重顾客防护引导。在挑选商品或排队结账时提示顾客与他人保持1米以上社交距离，尽量使用刷卡、扫码等非现金、非接触支付方式付款，遵循呼吸卫生/咳嗽礼仪要求，不随地吐痰，配合做好测量体温、佩戴口罩等工作。发现咳嗽等可疑症状人员及时劝导就近就医。

（4）强化环境卫生，科学精准消毒

①加强通风换气。加强场所内通风换气，保持空气流通。每日营业前后进行全面通风换气，在外界温度适宜、空气质量较好条件下，可采取开门开窗持续自然通风方式，无法自然通风或通风不良的超市加强机械排风；集中空调通风系统的运行管理应参照《新冠肺炎流行期间集中空调通风系统运行防控指引》执行。

②保持环境清洁卫生。保持环境整洁，及时清理垃圾。各类表面及相关用品用具保持清洁卫生，每日营业结束后及时清洁，工作人员保持良好个人卫生习惯，勤洗手，工作服保持清洁卫生；生鲜区域加强清洁要求，确保地面平整、清洁、无积水，不应有影响环境卫生的污染源，墙面无污垢、无塔灰、无油污，天花板应无污垢、无塔灰、不滴漏，下水道口定期巡视，每天清洁、除垢，避免积污、积水；卫生间保持清洁和干爽，提供洗手液，保证水龙头等设施正常使用，视情况增加清洁次数。

③预防性消毒。门把手、水龙头、楼（滚）梯扶手、收银台、售卖柜台等顾客接触较多的部位和购物车（篮）等公共用品用具及时清洁消毒，具体消毒方法参照《新型冠状病毒感染的肺炎流行期间预防性消毒指引》执行；称量、宰杀等相关用

品用具消毒方法参照《新型冠状病毒肺炎流行期间农贸市场消毒指引》执行。

5."七小场所"

这里的"七小场所"实际上就是通常所说的"七小门店",包括小餐馆、小网吧、小旅馆、小浴室、小歌舞厅、小理发店、小便民店。其他小型服务业亦可参照。

（1）建立场所基础台账

各场所建立基础信息台账,加强内部管理,配合流调工作。台账核心信息包括场所相关人员的姓名、身份证号、手机号、详细现住址、家庭联系人等;台账其他信息应包括租（住）户分布及联系人信息、临时聘用人员信息、人员进（返）京情况、近期核酸检测情况、场所聚集性活动及会议组织情况、访客记录情况等,确保发生疫情时迅速获取重点人员信息并采取管控措施。

（2）保持室内空气流通

优先打开门窗,采用自然通风。有条件的可以开启排风扇等抽气装置以加强室内空气流动。运行中的厢式电梯应保证其换气扇运转正常。

（3）保持环境清洁

保持环境卫生清洁,及时清理垃圾。在洗手处要为顾（宾）

客提供洗手液，并保证水龙头等设施可正常使用。有洗手间的应保持清洁和干爽。

对接触较多的公用物品和部位进行预防性消毒，提供给顾（宾）客使用的公共用品用具应一客一用（换）一消毒，消毒方法参照《新型冠状病毒感染的肺炎流行期间预防性消毒指引》。

（4）做好个人防护

顾（宾）客与服务人员应注意个人防护，需要佩戴口罩时参照《新型冠状病毒肺炎流行期间公众佩戴口罩指引》。

工作人员在为顾（宾）客提供服务时应保持个人卫生，勤洗手，工作服保持清洁卫生。

（5）建立工作人员健康监测制度

加强员工健康宣传教育工作，建立员工体温监测等健康监测制度，若员工出现发热、干咳等症状时，不得带病上班，并参照《新型冠状病毒肺炎流行期间公众出现发热呼吸道症状后的就诊指引》就医。

（6）特定场所的防控要求

①小餐馆。提醒顾客做好个人防护，在排队点餐、取餐过程中注意与他人保持1米以上社交距离。提醒顾客在用餐前要洗手，保持手卫生；加强食品安全，不采购野生动物作为食材；餐饮具严格执行一人一用（换）一消毒。

②小网吧。做好来客登记工作；电脑摆放要保持足够间距，保证顾客间距在1米以上；加强公共用品用具的清洁，受到污染时应随时消毒。

③小旅馆。做好宾客入住登记工作；提醒宾客在场所的室内公共区域活动时注意与他人保持1米以上的距离；加强公共用品用具的清洁，对客房内的床单、被罩、毛巾、浴巾、杯具等公共用品用具做到一客一用（换）一消毒；公共用品用具受到污染时应随时消毒；服务人员在不影响宾客休息的前提下，所有房间每日开窗通风2～3次，每次20～30分钟。

④小浴室。营业中要加强通风设施的运行，保持场所的通风良好。每日歇业后，及时打开门窗进行充分的自然通风换气；每日营业结束后要对所有的设施和场所进行彻底清洗，重点场所要进行预防性消毒，做到无积水、无异味；毛巾、拖鞋等公共用品用具做到一客一用（换）一消毒。保持更衣柜、坐凳的清洁卫生，每日进行预防性消毒；公共用品用具受到污染时应随时消毒。

⑤小歌舞厅。每批顾客离开后应及时更换麦克风话筒套；提醒顾客在场所内公共区域活动时注意与他人保持1米以上的距离；加强公共用品用具的清洁和消毒，对麦克风、点歌设备按键、配套娱乐用品等，在使用前应提前进行消毒；对餐具、

杯具、水果刀叉等公共用品用具做到一客一用（换）一消毒；公共用品用具受到污染时应随时消毒。

⑥小理发店。提倡建立顾客预约制度，合理安排顾客到店时间；店内每个美发座位服务面积不宜小于2.5平方米，座椅间距不宜小于1.5米，应设有流动水洗发设备；剪刀、梳子、推子等理（剪）发工具应一客一用（换）一消毒；毛巾、围布等公共用品应一客一用（换）一消毒。

⑦小便民店。客流较大时，提醒顾客有序等候，如室内面积较小，可引导顾客在室外等候；店员应注意手卫生，提倡采用电子支付方式；为顾客上门送货时，可采取"无接触"配送方式。

6.其他公共场所

这里的"公共场所"包括宾馆、酒店、商场、超市、书店、餐馆、咖啡馆、酒吧、茶座、影剧院、KTV、游艺厅（室）、舞厅、音乐厅、网吧、理发（美容）店、公共浴池、体育场（馆）、游泳场（馆）、展览馆、博物馆、美术馆、图书馆、候车大厅等，银行、邮局、综合办事大厅等场所亦可参照。公共场所具有人群高度聚集、人员构成复杂、流动性大的特点。

（1）保持室内空气流通

应优先打开窗户采用自然通风，有条件的可以开启排风扇等抽气装置以加强室内空气流动。使用集中空调通风系统时，可参照《新冠肺炎流行期间集中空调通风系统运行防控指引》。

应保证厢式电梯的换气扇、地下车库通风系统运转正常。

（2）实行工作人员健康监测制度

经营和管理者应严格遵守北京市复工复产的相关规定，建立员工体温监测等健康监测制度，可利用"北京健康宝"等手段，实行"绿码"上岗制。若工作人员出现发热、干咳等症状时，不得带病上班，并参照《新型冠状病毒肺炎流行期间公众出现发热呼吸道症状后的就诊指引》就医。

（3）加强日常健康防护工作

①保持环境卫生清洁，及时清理垃圾；②卫生间应保持清洁和干爽，提供洗手液，并保证水龙头等设施正常使用，视情况增加清洁和消毒次数；③对接触较多的公用物品及部位进行预防性消毒；④公共场所经营管理者应严格遵循体温监测、人流控制等北京市疫情防控的相关规定要求；⑤顾（宾）客与工作人员应注意个人防护，需要佩戴口罩时参照《新型冠状病毒肺炎流行期间公众佩戴口罩指引》；⑥工作人员在为顾（宾）客提供服务时应保持个人卫生，勤洗手，工作服保持清洁卫生；⑦顾（宾）客应时刻遵守公共场所相关防控规定。

（4）做好健康宣传工作

在醒目位置张贴健康提示，并利用各种显示屏宣传新冠肺炎和春季传染病的防控知识。

（5）日常清洁和预防性消毒措施

以通风换气为主，同时对接触较多的桌（台）面、门把手、水龙头、购物车（筐）把手、电梯按钮等公用物品和部位进行预防性消毒，必要时对地面、墙壁等进行预防性消毒。公共场所为顾（宾）客提供的公共用品用具应做到一客一用（换）一消毒。具体消毒方法参照《新型冠状病毒感染的肺炎流行期间预防性消毒指引》。

防控机制与物资储备

（一）防控机制

1.消毒专员制度

（1）应建立由社区（村）工作人员、物业人员、基层医务人员三方组成的"消毒专员"队伍。消毒指导员由基层医务人员担任；消毒监督员由社区（村）工作人员担任；消毒操作员由物业或保洁人员担任，规模合理、数量不限，但工作力度需覆盖本社区（村）所辖区域。

（2）明确责任划分，完善协同联动，共同做好社区（村）公共区域的消毒。

（3）健全信息公示制度。在社区（村）内重点部位公示每日消毒信息。

（4）强化组织领导和监督检查。街道（乡镇）要定期组织专业人员对社区（村）消毒工作进行巡查指导，通报情况，指出问题，督促整改。

2.党建工作协调委员会机制

（1）严格落实社区（村）党建工作联席会议制度，定期召开联席会议。

（2）社区（村）党建工作协调委员会要注重强化对产权单位、物业服务企业、业委会等的服务管理，把辖区各类社会单位和"两新"组织有效纳入社区（村）治理体系，引领各方整合资源、共同发力。

（3）以解决突出问题为导向，建立健全社区（村）常态化疫情防控责任体系，确保"四方责任"落到实处。

3.大院单位常态化沟通协商机制

（1）巩固机关企事业单位大院人员排查成果，积极争取属地中央单位、部队等主动参与社区（村）治理。

（2）建立并完善与属地大院单位定期动态调整基础信息和沟通会商机制，做到信息互通。

（3）将大院单位居住人员的管理和涉及基层社会治理有关工作，纳入社区（村）治理体系，实现工作联动。

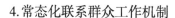

4.常态化联系群众工作机制

（1）经常开展入户走访，每年至少对所有居民入户走访一次，及时了解居民需求。根据疫情防控需要，对重点人群适当增加走访频次。

（2）建立动态更新、务实管用的社区（村）"民情图"，做到底数清、情况准、动态明。

（3）发挥社区（村）常驻机构的专业职能作用，及时解决"12345"市民热线反映的诉求，有针对性地做好分类服务管理。

5.干部人才常态化下沉机制

（1）用好街乡领导包社区（村）、社区专员等工作机制，争取支持和帮助。

（2）统筹好社区民警、社区卫生专业人员等力量，强化社区（村）防控整体合力。

（3）加强与市、区机关企事业单位结对共建，结合社区和单位特点，积极创设"双赢"活动，争取干部人才指导帮扶。

6.在职党员和志愿者作用发挥机制

（1）摸清在职党员、老党员、志愿者、居民骨干、楼门院长、小巷管家等各类群防群控力量底数，形成手册，完善组织动员机制，做到召之即来，来之能战。

（2）指定专人负责维护"党员E先锋"和在职党员微信群，

定期发布信息，介绍社区（村）工作。

（3）提升组织能力，结合常态化防控工作实际，设立值守巡查、宣传引导、服务保障等志愿服务岗，推广志愿服务"认领制""配送制"做法，发挥在职党员的优势特长。

7.社区（村）与基层医疗卫生机构联动机制

（1）坐实社区（村）公共卫生委员会，推动居（村）委会主任兼任社区（村）公共卫生委员会主任。

（2）推动基层医疗卫生机构医务人员进入社区（村）公共卫生委员会，并担任副主任，加大专业技术支持力度。

（3）深化家庭医生签约服务内涵，提供网格化健康管理。

（二）物资储备

1.社区（村）和物业公司按照采储结合、节约高效的原则，合理动态做好防疫物资储备，包括：帐篷、棉服、岗亭等御寒应急物资和口罩、一次性手套、护目镜、消毒剂（含氯消毒剂、75%酒精等）、免洗手消毒剂、测温设备、消毒设备等。

2.物资储备规模不少于日常消耗30天的使用量。

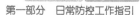

3.建立防疫物资集中储备库和应急发放机制，要有台账、出入库记录和发放记录。

4.鼓励居民家庭适量储备防疫应急物资。

五

宣传教育

（一）总体要求

1.应强化个人是健康第一责任人理念，把"硬约束"转化为自觉行动。

2.应普及传染病防治知识及相关法律法规，强化群众公共卫生安全意识和自觉守法意识。

3.通过发放公开信、户外宣传引导、微信群推送防疫信息等形式，引导群众依法履行疫情防控各项义务，养成健康、文明的生活习惯。

（二）宣传要点

宣传要点参照《新型冠状病毒肺炎防控方案》（第九版）附件1《公民防疫基本行为准则》。

1.提倡健康的生活方式

规律作息和饮食，保持充足睡眠，戒烟限酒，保持情绪稳定。使用公勺公筷，荤素搭配均衡营养，食物应生熟分开，海鲜等食物要蒸熟煮透，生吃瓜果、蔬菜要洗净。天气情况良好时适度增加户外运动，提高身体免疫力。

2.科学佩戴口罩

佩戴口罩时，清洁双手，将口罩覆盖在脸部口鼻上；用双手的中指紧压口鼻上方鼻梁两侧的金属条，使其与脸部紧密贴合；双手同时向上下方向将口罩的皱褶拉开，确保完全覆盖住口鼻和下巴。

3.注意保持手卫生

外出回家、餐前便后、接触污染物后要及时洗手，洗手要用流动水，使用肥皂或洗手液充分揉搓双手。若无法及时洗手，应用免洗手消毒剂等。不要用未洗过的手直接触摸眼、口、鼻。

4.社交活动保持安全距离

尽量不要去人员密集的区域活动。在人员密集的密闭场所应该佩戴口罩。在交谈、候车、等电梯、排队时与他人保持1米以上的距离。

5.冷链食品要妥善处理

食物在加工前，一定要认真清洗，清洗时，防止水花飞溅；食物一定要烧熟煮透；生、熟一定要分开，特别是生食品处理过程中，要避免交叉污染；烹调加工结束后，要对案板、台面、容器、厨具、抹布等认真清洗，必要时进行消毒；在处理冷链食品（含包装材料）前和结束后要洗手，避免用不干净的手触摸眼、口、鼻。存放冷链食品的冰箱、冰柜要保持清洁，必要时进行消毒。

6.提倡及时接种流感疫苗

流感是秋冬季常见的呼吸道传染病，从症状上难以与新冠肺炎区分。每年接种流感疫苗可以显著降低接种者罹患流感和发生严重并发症的风险，同时可降低与流感相关住院和死亡的风险。一般来说，9月至11月为北京市接种流感疫苗的最佳时机，应及时接种流感疫苗。

7.坚持健康监测，杜绝带病上班上课

熟知预防新冠肺炎的各项措施，严格遵守有关规定。密切关注自身健康状况，如出现发热、干咳等症状，及时佩戴医用口罩前往就近的发热门诊就诊。主动向社区（村）和单位报告发病情况及旅行史、接触史，杜绝带病上班上课。

六

无疫社区（村）建设与管理

　　无疫社区（村）的建设目的在于坚持以人民为中心的发展思想，强化疫情防控网格化管理，压实压细社区防控工作责任，动员广大市民群众联防联控、群防群治，坚决切断疫情传播扩散途径，确保疫情防控成效，切实保障人民群众生命安全和身体健康。

（一）建设标准

　　一个周期内疫情"零发生"，社区（村）无新增新冠肺炎确诊病例、无症状感染者。或社区（村）虽有确诊病例或无症状感染者，但发现及时、管控到位、处置规范，并已解除封管控。

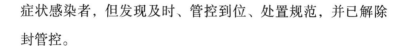

（二）管理内容

1.疫情防控组织机构健全。坚持党建引领，建立健全社区（村）疫情防控责任体系，确保"四方责任"落到实处。社区（村）疫情防控工作组织架构齐全，有疫情防控总体方案和全员核酸检测等专项工作方案。社区（村）防控工作队伍健全，设有专人负责疫情防控工作。健全社区（村）公共卫生委员会，深化"双报到"机制，机关企事业单位党员干部下沉一线参与无疫社区（村）创建工作。

2.疫情防控措施落实到位，病例保持清零状态。严格落实管控措施，高风险区实行"区域封闭、足不出户、服务上门"，中风险区实行"人不出区、严禁聚集"，低风险区实行"强化社会面管控，严格限制人员聚集"。全面开展人员摸排，按照"不落一户、不漏一人"的要求，及时掌握密切接触者、密接的密接等高风险人员情况，做好健康监测管理，动态更新社区（村）人口、特殊人群等基础信息台账。有序组织开展核酸检测。要严格实行闭环管理，所有社区（村）管控口要落实"八个有"，人员管理要做到"五个一律"①。做好常态化核酸、抗原检测和居家隔离观察、健康监测工作。强化网格化管理，发现异常情况，妥善处置并及时报告。

3.环境清洁消毒规范。普及防疫知识，把疫情防疫措施宣传进家入户，引导群众增强防控意识，培养卫生习惯，掌握防疫常识。规范清洁消毒，强化重点区域、重点部门消毒，合理安排对厢式电梯（楼道）等重点区域和电梯按键、楼梯扶手、单元门把手等人员频繁接触的重点部位消毒频次，对病例和无症状感染者的居住、工作、活动等场所，及时开展终末消毒。保持环境卫生，规范设置生活垃圾临时收集点和医疗废弃物临时收集点，严格按照分类处置要求，做好垃圾无害化处理，做到"日产日清"，保持环境清洁卫生。

4.健康服务保障有力。及时掌握居家隔离观察居（村）民心理动态，对出现焦虑、恐惧等情绪的，及时组织专业力量疏导干预，并安排24小时值班电话。全面掌握社区（村）内低保对象、特困人员、空巢老人、残疾人、孕妇、慢性病患者等重点人群情况，及时满足生活和就医需求。社区（村）人员经费

---

① 参见第四部分三（二）社区（村）管控"八个有"，人员管理要做到"五个一律"清单。

保障到位，防护、消毒等防疫物资按需储备、数量充足。

5.个人健康主体责任落实。引导居（村）民落实健康主体责任，严格遵守各项防疫要求，积极参加新冠病毒疫苗接种，主动报告个人涉疫事项，认真配合做好核酸检测，勤洗手、戴口罩，保持社交安全距离，人员上下班保持单位和住家"两点一线"。做到不串门、不聚餐、不聚会、不聚集。

6.防疫宣传氛围浓厚。采取群众喜闻乐见的形式，加强防控政策要求宣传，普及防疫知识，把疫情防控措施宣传进家入户。加强健康教育，引导居（村）民树立健康理念、养成健康习惯、增强身体素质。组织动员辖区单位员工、在职党员、片区民警、物业保安、志愿者等多方力量，建立党建引领下社区（村）联防联控、群防群治的工作机制。

第 二 部 分

分级管控及应急
处置工作指引

　　坚持"科学、精准、有效"原则，发生本土疫情后，根据病例与无症状感染者的活动轨迹和疫情传播风险，依据北京市疫情风险分区分级判定标准，将社区（村）划分为三类，即低风险社区（村）、中风险社区（村）、高风险社区（村），按照相关政策实施精准管控。

不同风险等级管控措施

（一）低风险社区（村）

1.强化社会面管控

（1）实行"个人防护、避免聚集"，区域内各类人员应服从所在社区（村）安排，按照要求开展核酸检测，其间尽量减少外出、不聚集、不扎堆，外出时做好个人防护。

（2）严格落实进入室内公共场所预约、错峰、限流、测温、扫码、戴口罩等措施。

2.卡口管理

（1）安排24小时卡口值守，所有出入人员严格落实测温、扫码、登记、查验核酸检测阴性证明"四件套"管控措施。

（2）由社区（村）居（村）委会统筹下沉干部、社区（村）干部、物业人员、保安、志愿者等力量，并做好职责分工和培训等工作。

3.人员协查管控

（1）收到中高风险社区（村）外溢人员协查信息后，应于24小时内完成风险人员排查，并配合做好人员管理、健康监测、核酸检测、人员转运等工作。

（2）对无法排查的人员要及时反馈相关情况，形成协查闭环。

4.交通管控

（1）区域内人员倡导非必要不离开本区域，跨市流动须持48小时内核酸检测阴性证明。

（2）对运输生产生活、医疗防护物资以及从事道路运输"点对点"转运的车辆和人员，在严格落实消毒、封闭管理等各项防控措施的基础上，保障其通行顺畅。

（3）加强火车站、机场、公路、水路等出入区域交通关口管控，做好测温、查证、验码等工作，流入地对有低风险地区7天旅居史的人员，3天内完成两次核酸检测（三天两检）。

5.核酸检测

（1）根据疫情传播风险评估结果和风险人员协查管理情况，科学确定区域内开展核酸检测的人群范围和频次等。

（2）就近就便设置采样点，并由专业人员评估后启用；加强现场组织管理，有序开展、避免聚集，并督促做好个人防护，防止交叉感染；工作人员按要求定期做好核酸检测。

（3）社区（村）要加强动员引导，全面掌握所在辖区人员底数，通过敲门行动、滚动摸排、小区（村）卡口及公共场所查验、健康宝弹窗等方式督促落实检测要求，务必做到"应检尽检"。

6.健康宣教

（1）通过微信、短信、公众号、小喇叭、一封信等多种方式，加强健康教育，提醒居民减少外出、避免聚集、保持社交距离、做好个人防护，出现发热、干咳、乏力、咽痛、嗅（味）觉减退、鼻塞、流涕、结膜炎、肌痛和腹泻等症状后要及时主动前往医疗机构就诊，并立即向所在社区（村）或单位报告，不得谎报、瞒报。

（2）做好防控政策宣传引导，使居民主动配合做好风险人员协查工作。

7.清洁消毒

（1）以清洁为主，预防性消毒为辅，重点做好家庭和社区（村）环境卫生工作。

（2）对公共卫生间、快递柜、厢式电梯（楼道）、电梯按键、楼梯扶手、单元门把手等重点区域、重点部位开展消毒。

不需要对室外环境进行大范围消毒，避免过度消毒。

（3）加强消毒人员培训、技术指导和督导评价，加强对社区（村）消杀物资储备，对特定人群免费提供必要的消杀物品。

8.垃圾分类清运

（1）坚持预防为主，深入开展爱国卫生运动，持续推进城乡环境整治，不断完善公共卫生设施。

（2）规范设置生活垃圾桶站和医疗废弃物临时收集点，做到分类转运、分类处置、"日产日清"，保持环境清洁卫生。

（3）居家隔离医学观察人员、密接的密接产生的垃圾和工作人员使用过的防护用品等，参照医疗废弃物处理。

9.解除标准

所在街道（乡镇）无中高风险区，低风险区调整为常态化防控。

（二）中风险社区（村）

1.工作体系

（1）区域防控工作由所在区疫情防控指挥部门统一指挥。

（2）设立社区（村）防控办公室，一般下设综合协调组、健康监测组、医疗保障组、消毒组、转运组、后勤保障组、安全保卫组等工作组，统筹街道（乡镇）、社区（村）、公安、卫生健康、疾控、发展改革、商务、工信、住房城乡建设、交通运输、市场监管以及群团组织、下沉干部、志愿者等各方面力量开展工作，具体由属地结合实际和防控需要确定。

2.工作机制

（1）建立"三级包保"制度，充分发挥基层党组织作用，实行区干部包街道（乡镇）、街道（乡镇）干部包社区（村）、社区（村）干部包户。

（2）建立"五包一"制度，细化责任分工，由街道（乡镇）干部、社区网格管理员、基层医务工作者、民警、志愿者等共同负责落实社区防控措施，做到宣教、排查、管控、督导、关爱"五个到位"。

（3）建立多部门沟通会商机制，加强社区（村）与属地卫生健康、疾控、公安等联防联控相关单位的沟通协调，形成疫情防控合力。

（4）医院和疾控机构要充分发挥专业优势，为社区（村）做好人员管控、健康监测、核酸检测、人员转运、清洁消毒等工作提供支持。

3.区域管控

（1）实行管控措施，原则上居家，其间"人不出区、错峰取物"。连续7天无新增感染者，且第7天风险区域内所有人员完成一轮核酸筛查均为阴性，由各区组织相关部门经风险评估后，降为低风险区。

（2）在规范佩戴N95/KN95口罩、严格落实个人防护的前提下，每天每户可安排1人，按照"分时有序、分区限流"方式，至指定区域购买或"无接触"式领取网购物品。

（3）安排24小时卡口值守，对因病就医等确需外出的人员，由社区防控办公室出具证明并做好审核登记。所有出入人员严格落实测温、扫码、登记、查验核酸检测阴性证明"四件套"管控措施。

4.宣传引导

（1）通过微信、短信、公众号、小喇叭、一封信等多种方式，及时发布管控信息和相关安排，引导居民落实个人防护、居室通风等要求。

（2）密切关注和及时回应居民诉求，共同营造良好的防控氛围。

5.人员摸排

（1）通过逐户上门摸排、建立微信群、查看水表电表信息等方式，尽快摸清中风险区内所有人员底数，及时掌握独居老人、未成年人、孕产妇、残疾人、行动不便人员、血透患者、精神病患者、慢性病患者等人员情况。

（2）及时掌握尚未转运的应转运隔离人员情况，实行专人专管、严格管控，在转运前严格落实足不出户、上门采样、健康监测等防控措施。

6.健康监测

（1）对区域内所有人员开展"十大症状"监测，实施每日零报告制度。

（2）及时了解所有人员购买、使用退热、治疗咳嗽感冒、抗生素、抗病毒等药物情况。

（3）发现有发热、干咳、乏力、咽痛、嗅（味）觉减退、鼻塞、流涕、结膜炎、肌痛和腹泻等症状的，由健康监测组立即报告并安排上门核酸检测。

7.核酸和抗原检测

（1）在实施管控后前3天连续开展3次检测，第1天和第3天完成两次全员核酸检测，第2天开展一次抗原检测，后续检测频次可根据检测结果确定；解除管控前24小时内，应完成一次区域内全员核酸检测、抗原检测和公共区域环境检测，做到"一询问"（即采样时需询问是否有发热、干咳等"十大症状"，如存在相关症状需由社区协助转运至定点医院进行筛查）和"三平行"（即核酸抗原平行检测，人员环境平行检测，两机构平行检测）。

（2）开展核酸检测时，就近就便网格化设置采样点，组织居民有序下楼，分时分区、固定路线，督促做好个人防护，防止交叉感染。

8.人员协查管控

（1）属地协查专班要综合公共卫生、公安、工信、交通运输等部门的相关信息，及时推送协查人员信息至相关社区（村），社区（村）收到风险人员协查信息后，应于24小时内完成风险人员排查，并配合做好人员管理、健康监测、核酸检测、人员转运等工作。

（2）对无法排查的人员要及时反馈相关情况，形成协查信息闭环。

9.人员转运

（1）区域内人员如被判定为密切接触者，8小时内转运至集中隔离医学观察场所。

（2）发现核酸检测阳性者，2小时内转运至定点医疗机构。

（3）相关人员转运前要就地加强管控，转运中要强化转运人员和工作人员的个人防护。

10.清洁消毒

（1）原则上以清洁为主，预防性消毒为辅，重点做好家庭、社区、楼宇等环境卫生工作。对厢式电梯（楼道）和电梯按键、楼道扶手、单元门把手等人员频繁接触部位开展消毒，对病例和无症状感染者工作、活动等场所及时开展终末消毒。

（2）区域解封后，要科学开展公共区域消毒。消毒重点是手经常接触的表面，同时做好个人手卫生。不需要对室外环境进行大范围消毒，避免过度消毒。

（3）加强消毒人员培训、技术指导和督导评价，加强对社区消杀物资储备，对特定人群免费提供必要的消杀物品。

11.垃圾分类清运

（1）规范设置生活垃圾临时收集点和医疗废弃物临时收集点，做到分类转运、分类处置、"日产日清"，保持环境清洁卫生。

（2）核酸检测阳性者、密切接触者、密接的密接产生的垃圾和工作人员使用过的防护用品等，参照医疗废弃物处理。

12.生活物资保障

（1）要密切关注和及时回应群众诉求，做好群众生活保障。

（2）设置便民服务点，通过预约、错峰等方式引导居民有序采购生活物资，切实避免人群聚集。倡导居民网上购物，提倡"无接触"配送。

（3）为行动不便的独居老人、残疾人等，提供基本生活物资上门服务。

13.医疗服务保障

（1）属地疫情防控指挥部门要指定专门医疗机构为中风险区人员提供就医服务，推动建立社区、社区卫生服务中心（站）与专门医疗机构的对接机制，社区安排专人负责收集居民医疗需求并与社区医务人员对接，社区卫生服务中心（站）安排医务人员24小时轮班值守，通过线上诊疗、送药上门、联系外出就医等方式，及时满足中风险区人员就医用药和健康需求。为独居老人、未成年人、孕产妇、残疾人、行动不便人员、血透患者、精神病患者、慢性病患者等提供就医便利。

（2）对于需要外出就医的居民，由医务人员报请社区卫生服务中心（站）判断是否需要转诊，不需要的由社区卫生服务中心（站）及时安排提供诊疗服务，确需外出就医的，由社区防控办公室出具证明并做好审核登记，由社区卫生服务中心（站）对接就诊医院，并在社区工作人员陪同下前往。

（3）购药流程

①社区工作人员配合片区结对医务人员做好小区慢性病患者基础情况登记，分片区负责居民日常配药、健康咨询等医疗需求，帮助患者购买常见病、慢性病治疗药物。

②使用特殊药品的患者主动与社区工作人员、片区结对医务人员对接申报，片区结对医务人员汇总服务范围内特殊药品申报材料，经报送审核后及时配送药品。

（4）外出就诊流程

①危急重症患者由社区工作人员陪同，拨打120或由所在区应急保障车队车辆转运至医疗机构就诊。

②孕产妇、特殊疾病人群和高龄老人，因病情需转上级医院诊疗，可以利用"绿色通道"，使用私家车或所在区应急保障车队车辆，由社区工作人员或志愿者陪同就诊。

14.工作人员防护要求和生活保障

（1）室外工作人员应正确穿戴一次性工作帽、医用外科口罩、隔离衣、一次性手套、鞋套。室外、卡口等近距离接触时，要增加佩戴N95/KN95口罩。

（2）入楼入户工作时应正确穿戴工作服、一次性工作帽、一次性手套、医用防护服、N95/KN95口罩、防护面屏或护目镜、鞋套等。

（3）规范穿脱防护用品，穿戴防护时不得喝水、吸烟、进食等，工作期间减少人员交谈，避免聚集，与被管控人员保持2米及以上距离，做好手卫生。为工作人员在合理位置设置专门的防护穿脱区域，放置医疗垃圾桶；工作结束后，正确摘脱防护用品，放入黄色医疗废物收集袋按医疗废物集中处置，不得随意丢弃。

（4）合理安排工作人员食宿，做好困难帮扶，帮助解决子女和老人照顾等实际困难。

15.滞留群体安置

对因突发疫情滞留在中风险区的外来人员，如快递员、外卖员、家政服务人员、装修搬家工人、探亲访友人员等，及时报告上级部门，妥善做好临时隔离安置和服务保障。

16.解封后管控措施

（1）解封后降为低风险区，严格落实"解封不等于解防"要求，按照低风险区工作指引，扎实做好疫情防控工作。

（2）以创建无疫社区（村）为抓手，严格卡口管理，落实"四件套"查验制度，引导居民做好个人防护，避免聚集，持续巩固疫情防控成果。

（三）高风险社区（村）

1.工作体系

（1）区域防控工作由所在区疫情防控指挥部门统一指挥。

（2）设立社区（村）防控办公室，一般下设综合协调组、健康监测组、医疗保障组、消毒组、转运组、后勤保障组、安全保卫组等工作组，统筹街道（乡镇）、社区（村）、公安、卫生健康、疾控、发展改革、商务、工信、住房城乡建设、交通运输、市场监管以及群团组织、下沉干部、志愿者等各方面力量开展工作，具体由属地结合实际和防控需要确定。

2.工作机制

（1）建立"三级包保"制度，充分发挥基层党组织作用，实行区干部包街道（乡镇）、街道（乡镇）干部包社区（村）、社区（村）干部包户。

（2）建立"五包一"制度，细化责任分工，由街道（乡镇）干部、社区网格管理员、基层医务工作者、民警、志愿者等共同负责落实社区防控措施，做到宣教、排查、管控、督导、关爱"五个到位"。

（3）建立多部门沟通会商机制，加强社区（村）与属地卫生健康、疾控、公安等联防联控相关单位的沟通协调，形成疫情防控合力。

（4）医院和疾控机构要充分发挥专业优势，为社区（村）做好人员管控、健康监测、核酸检测、人员转运、清洁消毒等工作提供支持。

3.区域封闭

（1）实行封控措施，其间"足不出户、上门服务"。连续7天无新增感染者，且第7天风险区域内所有人员完成一轮核酸筛查均为阴性，由各区组织相关部门经风险评估后，降为中风险区；连续3天无新增感染者降为低风险区。

（2）封控期间发现新的感染者，由属地联防联控机制组织开展风险研判，按照"一区一策"要求，可将原封控区域全部或部分延长封控时间。

（3）如位于城乡接合部或农村地区，卫生条件不足、管理难度大、存在较高传播风险，可将区域内居民转运至集中隔离医学观察场所（如确有必要，每户至多可留1人）。居家时做好环境清洁消毒、居室通风等措施。

（4）符合封控条件的，要第一时间在高风险区与周围管理区设立硬隔离，人员进出通道专人值守、设立监控设施，确保高风险区严格与周边区域物理分隔，安排24小时卡口值守；不符合封控条件的，应立即将区域内居民转运至集中隔离医学观察场所。

（5）工作人员原则上应按照不少于居民人数十分之一的比例配备，市区有关单位干部可下沉到各工作组开展工作。根据高风险区域范围和人口规模，科学调配工作力量。

4.居家人员管理

（1）安排24小时巡逻值守，通过安装监控设备、电子门磁等加强管理，防止人员外出流动，严格做到足不出户。

（2）人员居家隔离医学观察时，在公用区域应佩戴口罩，尽量减少与家庭成员之间的直接肢体接触，做好环境清洁消毒、居室通风等措施。

（3）在取物品、核酸采样、扔垃圾等开门环节应佩戴N95/KN95口罩，并于开门前后做好手卫生。

（4）对因就医等确需外出人员，须经社区防控办公室协调安排，实行专人专车，全程做好个人防护，落实闭环管理。

5.宣传引导

（1）通过微信、短信、公众号、小喇叭、一封信等多种方式，及时发布封控信息和相关安排，引导居民落实个人防护、居室通风等要求。

（2）密切关注和及时回应居民诉求，共同营造良好的防控氛围。

6.人员摸排

（1）通过逐户上门摸排、建立微信群、查看水表电表信息等方式，尽快摸清高风险区内所有人员底数，及时掌握独居老人、未成年人、孕产妇、残疾人、行动不便人员、血透患者、精神病患者、慢性病患者等情况。

（2）及时掌握尚未转运的应转运隔离人员情况，实行专人专管、严格管控，在转运前严格落实足不出户、上门采样、健康监测等防控措施。

（3）高风险区内人员外溢后，属地要将该人员信息及时推送至外溢地社区（村），24小时内完成风险人员排查，并落实相关管控措施。

7.健康监测

（1）对高风险区内所有人员进行健康监测，实施每日零报告制度。每天上、下午各开展一次体温检测和症状问询，了解所有人员使用退热、咳嗽感冒、抗生素、抗病毒等药物情况，并填写"十大症状"健康监测登记表。

（2）发现有发热、干咳、乏力、咽痛、嗅（味）觉减退、鼻塞、流涕、结膜炎、肌痛和腹泻等症状的，由健康监测组立即报告并安排上门核酸检测。

8.核酸和抗原检测

（1）在实施封控后前3天连续开展3次检测，第1天和第3天完成两次全员核酸检测，第2天开展一次抗原检测，后续检测频次可根据检测结果确定；解除封控管理前24小时内，应完成一次区域内全员核酸检测、抗原检测和公共区域环境检测，做到"一询问"（即采样时需询问是否有发热、干咳等"十大症状"，如存在相关症状需由社区协助转运至定点医院进行筛查）和"三平行"（即核酸抗原平行检测、人员环境平行检测、两机构平行检测）。

（2）开展核酸检测时，组织居民严格落实个人防护的前提下，分时分区有序下楼进行核酸检测。合理设置采样点并由专业人员评估后启用；科学确定行进路线，加强现场组织管理，实行专人引导、固定路线，督促做好个人防护，防止交叉感染。

（3）对尚未转运的风险人员、抗原检测阳性、核酸混管阳性的待复核人员、行动不便的病人和高龄老人等特殊人员，应上门采样，实行单采单检。

（4）及时发放抗原自测试剂盒，指导居民自测和报告检测结果。对曾发现阳性感染者的楼宇、院落可先行抗原检测，阴性后再有序进行核酸检测。

9.人员转运

（1）高风险区内人员如被判定为密切接触者，8小时内转运至集中隔离医学观察场所。

（2）发现核酸检测阳性者，2小时内转运至定点医疗机构。

（3）相关人员转运前要就地加强管控，转运中要强化转运人员和工作人员的个人防护。

10.环境消毒和监测

（1）强化重点区域、重点部位消毒，对小区楼道、厢式电梯、防疫物资保障场所（点）、垃圾存放点等重点区域及楼道扶手、单元门把手等接触频繁的重点部位每天至少消毒一次。

（2）对病例和无症状感染者的居住、工作、活动等场所，及时开展终末消毒并评估消毒效果。

（3）对经评估确认为无疫情传播风险的区域，可以清洁为主，避免过度消毒。

（4）解封后，科学开展公共区域消毒。消毒重点是手经常接触的表面，同时做好个人手卫生。不需要对室外环境进行大范围消毒，避免过度消毒。

（5）加强消毒人员培训、技术指导和督导评价，加强社区消杀物资储备，对特定人群免费提供必要的消杀物品。

11.垃圾分类清运

（1）规范设置生活垃圾临时收集点和医疗废弃物临时收集点。

（2）核酸检测阳性者、密切接触者、密接的密接产生的垃圾和工作人员使用过的防护用品等，参照医疗废弃物处理。

（3）其他垃圾可作为"其他相关生活垃圾"，统一收集后按照"先消毒，双套袋"要求处理，做到"日产日清"，保持环境清洁卫生。

12.生活物资保障

（1）根据范围，合理调配力量，明确专人负责需求收集、帮助购买、入户配送等工作，提供生活物资、药品、外卖快递等上门服务，重点帮助不会网购的老年群体采购生活物资。

（2）属地疫情防控指挥机构要协调发展改革、商务、公安、交通运输等部门，畅通运输通道，推动保供单位、大型商超、菜市场等加强与社区的对接，及时配送有关物资，为人员提供必要的生活物资保障。

13.医疗服务保障

（1）属地疫情防控指挥部门要指定专门医疗机构为高风险区人员提供就医服务，推动建立社区、社区卫生服务中心（站）与专门医疗机构的对接机制，社区安排专人负责收集居民医疗需求并与社区医务人员对接，社区卫生服务中心（站）安排医务人员24小时轮班值守，通过线上诊疗、送药上门、联系外出就医等方式，及时满足高风险区人员就医用药和健康需求。为独居老人、未成年人、孕产妇、残疾人、行动不便人员、血透患者、精神病患者、慢性病患者等提供就医便利。

（2）对于需要外出就医的居民，由医务人员报请社区卫生服务中心（站）判断是否需要转诊，不需要的由社区卫生服务中心（站）及时安排提供诊疗服务，需要到医院就诊的，由社区防控办公室出具证明并做好审核登记，由社区卫生服务中心（站）对接就诊医院，并在社区工作人员陪同下前往。

（3）购药流程

①社区工作人员配合片区结对医务人员做好小区慢性病患者基础情况登记，分片区负责居民日常配药、健康咨询等医疗需求，帮助患者购买常见病、慢性病治疗药物。

② 使用特殊药品的患者主动与社区工作人员、片区结对医务人员对接申报，片区结对医务人员汇总服务范围内特殊药品申报材料，经报送审核后配送药品。

（4）外出就诊流程

①危急重症患者由社区工作人员陪同，拨打120或由所在区应急保障车队车辆转运至医疗机构就诊。

②孕产妇、特殊疾病人群和高龄老人，因病情需转上级医院诊疗，可以利用"绿色通道"，使用私家车或所在区应急保障车队车辆，由社区工作人员陪同就诊。

（5）加强心理关爱，组建心理疏导团队，提供心理援助专线，及时对居民开展健康指导、心理疏导、情绪安抚。

14.工作人员防护要求和生活保障

（1）室外工作人员应正确穿戴一次性工作帽、N95/KN95口罩、隔离衣、一次性手套、鞋套。

（2）入楼入户工作时应正确穿戴工作服、一次性工作帽、一次性手套、医用防护服、N95/KN95口罩、医用防护面屏或护目镜、鞋套等。

（3）规范穿脱防护用品，穿戴防护用品时不得喝水、吸烟、进食等，工作期间减少人员交谈，避免聚集，与被封控人员保持2米及以上距离，做好手卫生。在合理位置为工作人员设置专门的防护用品穿脱区域，放置医疗垃圾桶，工作结束后，正确摘脱防护用品，放入黄色医疗废物收集袋按医疗废物集中处置，不得随意丢弃。

（4）工作人员应根据暴露风险规范做好相应级别防护，完成新冠病毒疫苗全程接种方能上岗。工作期间实行全程封闭管理，要做好健康监测和保持一定频次的核酸检测，工作结束后进行不少于7天的居家健康监测。

（5）合理安排工作人员食宿，做好困难帮扶，帮助解决子女和老人照顾等实际困难。

15.滞留群体安置

对因突发疫情滞留在高风险区的外来人员，如快递员、外卖员、家政服务人员、装修搬家工人、探亲访友人员等，及时报告上级部门，妥善做好临时隔离安置和服务保障。

16.解封后管控措施

解封后降为中风险区，按照中风险区工作指引，严格落实相应管控措施。

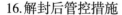

（四）城乡接合部片区、城中村（平房区）

1.落实基本防控要求

（1）摸清人员底数。立足城乡接合部社区（村）、城中村（平房区）租户较多、人口密集的实际，会同公安、住建、邮政、商务、市场监管等职能部门全面摸排本地住户、外来租户数量，及时准确掌握独居老人、未成年人、孕产妇、残疾人、行动不便人员、血透患者、精神病患者、慢性病患者等情况以及从事快递外卖、保安、保洁、家政、网约车、冷链等重点行业人员情况，分门别类建立专项台账，完善常态化人口摸排机制，做到底数清、情况明、信息准。

（2）严格卡口管理。根据疫情形势变化，动态调整卡口设置，当前所有卡口应安排专人24小时值守，卡口值守人员应完成加强免疫接种工作。加强本小区和外来人员、车辆出入管理，严格落实查证、验码、测温、登记等管理措施。

（3）加强居民健康管理。将城乡接合部社区（村）、城中村（平房区）作为核酸检测重点，根据疾控部门按病例或无症状感染者的疫情传播风险精确划定的高、中、低风险区，针对性开展健康监测与核酸检测，并根据疫情形势变化动态调整。当所在街道（乡镇）无中高风险区，低风险区调整为常态化防控。

（4）强化公共场所管控。城乡接合部社区（村）、城中村（平房区）内棋牌室、文体活动室、娱乐室、网吧等非生活必需的室内场所应符合《新冠肺炎疫情期间重点场所和单位卫生防护指南》（WS/T698）附录A的要求，常态化疫情防控期间做好流量控制、清洁消杀，出现疫情后做到"应关尽关"。辖区超市、农贸市场等公共场所卫生管理和卫生质量应符合《公共场所卫生管理规范》（GB37487）和《公共场所卫生指标及限值要求》（GB37488）的要求，严格落实扫码测温、错峰限流等防控措施，坚决避免人员扎堆聚集。

（5）规范环境清洁消毒。强化环境卫生整治，加大楼道、楼梯扶手、单元门把手、垃圾桶站、健身器材等重点区域、重点部位的消毒频次。规范设置生活垃圾临时收集点和医疗废弃物临时收集点，严格按照分类处置及"先消毒，双套袋"要求处理，做到"日产日清"，保持环境清洁卫生。

（6）做好公共厕所管理。确保有效通风换气。配备足够的洗手液并保证水龙头等供水设施正常工作。对人流量较大的公共厕所，配备专人进行管理，严格落实限流、测温、扫码、戴口罩等措施。根据人流量动态调整消毒频次，人流量高峰时段随用随消。

（7）加强宣传引导。通过小喇叭、提示牌、明白纸、微信群等多种方式，持续开展政策解读和健康宣教，提醒居民减少外出、避免聚集、保持社交距离、做好个人防护，出现发热、干咳、乏力、咽痛、嗅（味）觉减退、鼻塞、流涕、结膜炎、肌痛和腹泻等症状后要及时主动前往医疗机构就诊，配合做好风险人员协查工作。

2.加强应急处置

（1）快速响应处置。城乡接合部社区（村）一旦发生疫情，立即启动应急响应机制，与8小时涉疫风险人员应急处置指挥部做好工作对接。社区（村）仅保留一个出入口，所有人员只进不出，迅速组织开展流调排查、核酸检测。通过临时封管控管理兜住风险，摸清底数。落实疾控部门精确划定的高、中、低风险区范围和措施。

（2）迅速转运隔离。按照8小时隔离转运工作机制要求，迅速判定密接、密接的密接等风险人员，根据所在区风险等级做好人员转运工作。对因特殊情况确需居家隔离医学观察且使用公共卫生间的，要严格落实"一人一消毒"措施，做好个人防护。公共卫生间数量不足的，可根据居民数量采用移动卫生间补足。

（3）强化管理服务。高风险区实施"足不出户，上门服务"，中风险区实施"人不出区，错峰取物"，低风险区实施"个人防护，避免聚集"。属地社区（村）要做好生活服务和医疗服务保障，重点关注独居老人、未成年人、孕产妇、残疾人、行动不便人员、血透患者、精神病患者、慢性病患者等人群的特殊需求。

3.强化组织保障

（1）压紧压实"四方责任"。属地要高度重视城乡接合部社区（村）疫情防控工作，加强统筹调度，细化责任分工，落实"三级包保""五包一"制度，充分发挥网格化管理优势，压实驻区单位、房东、租户等的防疫责任。相关职能部门要落实好行业监管责任，督促落实企业责任，重点加强对城乡接合部地区快递、外卖、酒店服务、装修装卸服务、交通运输服务、商场超市和农集贸市场工作人员等流动性强的从业人员的防疫管理。

（2）配齐配足人员力量。推动区内资源力量向城乡接合部社区（村）倾斜，配强社区（村）工作人员、民警、保安、医务工作者等骨干力量。建立常态化干部下沉机制，择优选派基层情况熟、业务能力强的机关企事业单位干部下沉支援。广泛发动在职党员、志愿者、居（村）民等人员参与防控，构筑联防联控的坚强防线。同时，以底线思维优化完善应急预案，定期培训演练，持续强化人员、物资储备，全面提升应急反应和精准防控能力。

（3）抓严抓细督导检查。将防疫督查作为强化责任落实的重要手段，定期组织开展对城乡接合部社区（村）的重点机构、重点场所、重点人群防控、应急处置演练、能力储备及疫情处置等工作的督导检查，及时发现问题和薄弱环节，并督促整改，避免过度防控与层层加码，确保疫情防控和处置各项政策措施规范落地落实。

二

常态化防控地区出现局部
散发病例的应急处置

（一）发现可疑情况

当居民出现发热、干咳、乏力、嗅（味）觉减退、鼻塞、流涕、咽痛、结膜炎、肌痛和腹泻十类新冠肺炎相关症状，且具有流行病学史的，或者与官方公布的病例活动轨迹有交集，特别是到过风险点位和接触过风险人员的，或新冠病毒抗原自测阳性的，应第一时间向社区（村）工作人员或基层医务人员报告。

1.迅速报告

社区（村）接报后，迅速报街道（乡镇），同时通报基层医疗卫生机构。如果是基层医务人员最先接到报告，则迅速报告基层医疗卫生机构预防保健科，由预防保健科通报街道（乡镇）防控工作领导小组。

2.迅速排查

基层医务人员接报后，迅速与居民联系，根据居民症状和流行病学史做出初步研判。确认需要进行排查的、新冠病毒核酸抗原自测阳性的，应拨打120将其送至就近的发热门诊筛查或传染病医院就诊，叮嘱患者做好个人防护；居民若排除新冠病毒感染，且无须留院观察治疗，可以做好个人防护，返回社区（村），并向社区（村）工作人员报告排除信息。

3.跟进随访

社区（村）工作人员、基层医务人员与就诊居民保持联络畅通，叮嘱居民随时报告病情进展，24小时内要对居民进行电话回访确认，确保第一时间掌握确诊信息；对于通过京药通反馈的购买"四类药品"的居民，社区（村）做好健康追访，督促用药者开展核酸检测，必要时可先开展一次抗原检测。

相关操作流程见本书第四部分二（一）发现可疑情况应急处置流程图。

（二）出现病例或无症状感染者

当社区（村）出现病例或无症状感染者时，应迅速落实以下措施：

1.启动应急响应

社区（村）根据应急预案启动应急响应机制，党组织书记负责召集"两委一站"（社区党委或党总支或党支部、社区居民委员会、社区服务站）负责人、基层医务人员、社区民警、小区产权单位或物业公司负责人、党员志愿者等迅速到位，物业公司或产权单位加派力量，依据各自岗位防护要求，做好个人防护；对相关居民做好解释工作，稳定居民情绪；协调做好生活物资保障、网购生活用品、外卖配送以及紧急医疗服务等。

2.临时封管控管理

与8小时涉疫风险人员应急处置指挥部做好工作对接。通过临时封管控管理兜住风险，摸清底数。小区（村）仅保留一个出入口，所有人员只进不出，恢复查证、扫码、测温、登记，由街道（乡镇）社区（村）安排2名以上工作人员24小时值守，卡口处配备免洗手消毒剂、配制好的含氯消毒剂（定时对门禁、扶手等处进行消毒）、口罩及相关疫情防控宣传材料等。综合考虑周边"七小门店"涉疫情况，必要时一并实施临时管控。对病例所在楼栋单元或50米以内动线产生交集的平房院落实施临时封控，"足不出户，上门服务"。

3.落实高、中、低风险区管理措施

落实疾控部门依据病例或无症状感染者的疫情传播风险精确划定的高、中、低风险区范围和措施。高风险区实施"足不出户，上门服务"，中风险区实施"人不出区，错峰取物"，低风险区实施"个人防护，避免聚集"。

4.做好辖区内单位、场所管理

对病例所在小区（村组）及其范围内的驻区单位、"七小门店"暂时关闭，保供、保产的单位视情限流，缩短或调整营业时间，加强单位（场所）的消杀、防控等。暂时关闭棋牌室、活动室等非生活必需的文体休闲娱乐场所，组织保安等对社区（村）定时巡查，禁止群众聚集性活动，提示居民按规定佩戴口罩。

5.配合做好核酸检测、环境采样、流调和溯源等工作

社区（村）配合疾控部门，做好居民核酸采样检测的组织、服务、保障等工作。协调物业等调取监控，了解病例活动范围及行动轨迹，协助做好流行病学调查、密切接触者采样、环境

采样等工作。对出现病例小区（村组）按所确定风险区域等级进行管理，对居民开展症状排查和核酸检测，居民出现相关症状时及时报告社区（村），对病例同单元或居所50米范围内的重点点位进行环境采样。

6.做好密切接触者转运

（1）车辆安排和转运要求

①车辆安排。接到转运人员名单后，应核实转运人员信息，根据人员居住地和转运人员数量，按照就近原则合理调度安排车辆。

②转运要求。转运前要做好人员的组织管理，由社区防控组通知转运人员所在社区组织做好相关人员转运隔离准备。转运过程中要及时掌握转运人员隔离进展，对于因为特殊原因进行居家隔离医学观察的人员，要及时向流调组和病例所在社区反馈，组织做好居家隔离医学观察。密切接触者应在8小时内转运至集中隔离医学观察点，不能与核酸检测阳性人员同一车辆进行转运。

（2）人员转运

①转运时。根据转运清单清点核对上车人数，保持车内通风，控制同车人员数量，尽量间隔就座，做好个人防护，规范佩戴N95/KN95口罩或以上级别的口罩和手套，减少相互交流。

转运过程中若出现人员呕吐、吐痰，应立即用一次性吸水材料加足量消毒剂或消毒干巾对呕吐物进行覆盖，清除呕吐物后，再对呕吐物污染过的地面、车壁等进行消毒处理。

②工作衔接。到达隔离点后，与隔离地点工作人员核对转运人员数量，并交接转运人员名单。

③转运结束后的消毒工作。对车辆进行终末消毒，开窗通风，使用过氧化氢喷雾或含氯消毒剂擦拭消毒车厢及物体表面。

（3）工作人员防护

转运时工作人员应穿防护服，戴手套、工作帽、N95/KN95口罩或以上级别的口罩；司机应穿防护服，戴N95/KN95口罩或以上级别的口罩、手套。转运后须及时更换全套防护物品。

（4）转运完成后及时填报信息系统。根据相关信息系统要求，做好信息查询、填报、维护等工作，确保转运人员情况清、底数明。

7.做好人员排查和健康监测

社区收到风险人员排查/协查信息后，应于24小时内完成风险人员排查和信息反馈，并配合做好人员管理、健康监测、核酸检测、人员转运等工作；对无法排查的人员要及时反馈相关情况，形成协查信息闭环。

楼房可以1个楼栋、平房可以100户为单位划分为一个网格，设置专门的网格员，同时号召和组织志愿者、机关和企事业单位工作人员等参与网格化管理，通过网格化管理开展人员排查和健康监测，可采用微信群、小程序、电话或智能语音呼叫系统等方式收集居民健康信息。

8.保障居民基本需求

为降低新冠肺炎的直接接触传播风险，确保居民落实好居家要求，网格服务人员要为居民提供食品、药品代购配送及其他生活必需品服务。居民可以通过个人网购，也可以通过社区（村）工作人员或小区物业团购后，分时段分批次到指定地点领取。重点关注独居老人、未成年人、孕产妇、残疾人、行动不便人员、血透患者、精神病患者、慢性病患者等人群的特殊需求。

出现疫情时，对于划定的高（中）风险区，合理调配力量，明确专人负责需求收集、帮助购买、入户配送等工作，提供生活物资、药品、外卖快递等上门服务，重点帮助不会网购的老年群体采购生活物资。属地疫情防控指挥机构要加强协调，推动社区与保供单位、商超、菜市场等对接，必要时协调蔬菜大篷车等保障服务，为高（中）风险区人员提供必要的生活物资保障。

9.规范社区（村）防控岗位防护标准

为预防社区工作人员职业暴露，保证社区防控队伍持续的战斗力，不同区域、不同岗位的社区工作人员按《社区工作人员防新冠病毒感染规范要点》做好个人防护。特别注意规范穿脱防护用品、分区工作、分区住宿、闭环管理、严禁聚集、保持距离、分餐盒饭、加强手卫生。

10.做好涉疫生活垃圾处理

社区（村）应设置涉疫生活垃圾临时储存点。对于经评估符合居家观察的"密切接触者""密接的密接"产生的生活垃圾，装入塑料袋，投入专用垃圾桶，区卫健部门要指导做好垃圾消毒工作。社区（村）和物业须每天清理，清理前用含有效氯500mg/L～1000mg/L的含氯消毒剂或75%的酒精喷洒消毒至完全湿润，扎紧塑料袋口，双层垃圾袋包装，按其他垃圾处理。普通居民使用后废弃的口罩，按其他垃圾处理。

11.做好重点消毒

在疾控部门指导下，开展终末消毒后，社区（村）组织基层医务人员对消毒操作员进行培训，由消毒操作员严格按照操作标准，重点对厢式电梯、公共楼道、公共厕所、公共座椅、健身器材、共享单车等公共区域与设施，电梯按键、楼梯扶手、单元门把手、快递柜、挂号机、取款机等手经常接触的重点部位进行消毒。指导工作人员、居民对冷链冷冻物品、食品、快递表面等规范消毒。

12.防止过度、无效消毒

外环境原则上不需要消毒；社区（村）、单位不需要对进入的人员、汽车、自行车等进行消毒；不对配送来的食品、蔬菜进行消毒；不对水塘、水库、人工湖等环境中投加消毒剂（粉）；通常情况下，室内下水管道不需要定期消毒；不在有人的情况下对室内空气使用化学消毒剂消毒；消毒时不应随意提高消毒剂的使用浓度。

13.严格居家隔离医学观察人员管理

社区（村）接到有关人员的居家隔离医学观察通知后，做好知情告知、登记造册、核酸检测和抗原自测、健康监测、监测信息收集、环境清洁与垃圾处理、健康状况异常处理、心理援助、定期抽查、居家隔离医学观察等管理流程，落实卫生防疫要求及共同居住者或陪护人员管理要求。重点关注老幼病残孕等群体，对于有特殊困难的，及时提供帮扶。

14.加强健康宣教

做好新冠肺炎防控的健康宣教，提醒居民减少外出、避免聚集、保持社交距离、做好个人防护等。出现发热、干咳、乏力、咽痛、嗅（味）觉减退、鼻塞、流涕、结膜炎、肌痛和腹泻等症状后要及时主动前往医疗机构就诊。在社区（村）明显位置张贴海报、发放宣传材料，利用广播、微信群、公众号等

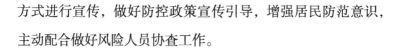

方式进行宣传，做好防控政策宣传引导，增强居民防范意识，主动配合做好风险人员协查工作。

15.注重舆情引导

社区（村）在上级权威部门指导下，规范发布信息，及时回应群众关切，加强对群众的心理疏导和宣传引导，发现重大舆情及时上报街道（乡镇），营造"不造谣、不信谣、不传谣"的防控氛围，维护社区（村）稳定。

16.创建"无疫小区"

坚持科学精准要求，高标准落实各项防控措施，对未发生疫情、符合解除标准的要及时动态调整相应防控措施，充分调动社区居民参与、配合防控工作的积极性，增强干部群众战胜疫情的信心决心，及时恢复正常生产生活秩序，统筹好疫情防控和经济社会发展。

相关操作流程见本书第四部分二（二）新冠肺炎疫情社区（村）应急处置流程图。

高（中）风险区解封处置

（一）高（中）风险社区（村）解封程序

1.成立区级解封工作组

各区辖区内一经划定高风险区、中风险区，则由各区新冠肺炎防控指挥部组织成立解封工作组，成员包括社区防控组、公安、卫健、疾控等部门。

2.提出申请

按照本市高风险、中风险社区管理要求，高风险、中风险控制期满的社区，由所在街乡政府向区解封工作组提出解封申请。

高（中）风险控制期起算时间：

（1）社区（村）内所有物品、环境检测阴性时，以病例离开小区的时点计算；如社区（村）内有任何物品环境检测阳性时，则以完成终末消毒的时点计算。

（2）高（中）风险控制期间一旦有新增病例或新增点位（新增物品、环境检测阳性点位在原有病例居住单元外，且与原有阳性点位不重合）发生，则由疾控部门会同相关部门重新计算高（中）风险控制时间及研判重新划定社区高（中）风险控制区域。

3.风险排查

属地街乡政府对期满高（中）风险控制区进行风险排查，提交《高（中）风险区解封前风险排查登记表》（见本书第四部分一（四），下同）和支撑材料，报区级解封工作组。

排查内容应至少包括以下内容：

（1）近7天无新增病例或无症状感染者。

（2）最后一名密接者离开2天及以上，密接者无新冠相关症状且核酸检测结果均为阴性，如密接者出现相关症状，需适度延长密接者离开时间。

（3）第7天公共区域的环境核酸检测为阴性。

（4）风险区域内所有人第7天完成一轮核酸筛查且结果均为阴性（如有一人未按要求采样，则本人及同住人不得解封）。保障第7天24小时内出核酸检测结果，确保满7天顺利解封。

（5）高（中）风险控制期间进入的人员，从进入开始全程参与核酸检测（如进入不足三天的，需满足连续三天核酸结果均为阴性，本人及同住人才能解封）。

（6）自集中隔离医学观察点返回人员台账清楚，并已严格落实居家隔离医学观察。

4.解封评估

区解封工作组组织开展解封评估，对解封小区材料进行审查，对现场进行评估，符合解封条件的出具解封意见。对于高风险区，在高风险区控制期满后，核酸检测阴性后转入中风险控制期，中风险控制期满前实施解封评估；对于中风险区，在中风险控制期满前实施解封评估。

评估过程中，如有新增病例或新增阳性点位发生，需要重新计算高（中）风险区控制时间时，实行"一小区一策"，区疾控中心要对此进行专业评估，提出评估意见。如情形复杂，则由市、区疾控中心共同开展专业评估，提出评估意见。专业评估意见形成后报区解封工作组。

5.下达解封决定并实施解封

区解封工作组评估意见及《高（中）风险区解封前风险排查登记表》，报区新冠肺炎防控指挥部做出解封决定，由属地街乡政府实施解封并做好解封期间的政策措施宣传和居民情绪疏导工作。

6.解封后措施

（1）高风险区经高风险区控制、中风险区控制期后，不再开展健康监测。

（2）中风险区解封后，居民要开展4天健康监测，如发现异常情况，社区（村）要立即报告辖区内社区卫生服务中心。健康监测期间，按市、区统一要求进行核酸检测。结果全部阴性后，进入常态化防控。

（3）常态化防控期间，仍需严格出入管理，落实测温、扫码、登记、公共区域清洁消毒等工作。

（二）高（中）风险社区（村）解封后处置

1.起算时间

（1）高（中）风险区解封后，开展为期7天的主动健康监测，有异常情况立即向社区（村）报告。

（2）解封期间一旦有新增病例或新增点位（新增物品、环境检测阳性点位）发生，由指挥部判定，按《高（中）风险区工作指引》开展工作。

2.卡口管理

安排24小时卡口值守，所有出入人员严格落实测温、扫码、登记、查验核酸检测阴性证明"四件套"管控措施。适度增加社区（村）卡口，方便居民出行。

3.宣传引导

（1）通过微信、短信、公众号、小喇叭、一封信等多种方式及时发布相关信息，强化居民落实个人防护、居室通风等常态化防护要求，主动开展健康监测。

（2）密切关注和及时回应居民诉求，共同守护防控工作成果。

4.人员管理

（1）参与高（中）风险区的工作人员在社区（村）解封后，原则上居家并主动健康监测7天，有异常情况立即向社区（村）报告。按解封后社区（村）居民管理要求做好核酸检测。

（2）快递、物流等人员不得入户，继续采用"无接触"方式，将物品放在货架公共区域，由居民自行拿取。

（3）下沉干部、社区（村）工作人员及社区（村）服务等人员按照相关要求，做好测温、扫码、登记、查验核酸检测阴性证明"四件套"查验工作。

5.健康监测

（1）及时了解购买退热、治疗咳嗽感冒、抗生素、抗病毒等药物人员的情况。

（2）社区（村）内所有人员主动开展体温和发热、干咳等相关症状监测，发现异常立即报告，闭环管理至发热门诊就诊。

6.核酸检测

（1）自解封起第3、7天分别进行一次全员核酸检测。

（2）就近就便设置采样点并由专业人员评估后启用；科学确定行进路线，加强现场组织管理，实行专人引导、分时分区、固定路线，督促做好个人防护，防止交叉感染；工作人员按要求定期做好核酸检测。

7.清洁消毒

（1）原则上以清洁为主，预防性消毒为辅，重点做好家庭和社区（村）环境卫生工作。

（2）科学开展公共区域消毒。消毒重点是手经常接触的表面，同时做好个人手卫生。不需要对室外环境进行大范围消毒，避免过度消毒。

（3）加强消毒人员培训、技术指导和督导评价，加强社区消杀物资储备，对特定人群免费提供必要的消杀物品。

8.垃圾分类清运

规范设置生活垃圾临时收集点和医疗废弃物临时收集点，做到分类转运、分类处置、"日产日清"，保持环境清洁卫生。

9.居民基本生活服务

（1）对解封区域内的超市、药店、理发店等"七小门店"进行风险评估，在符合防疫要求的前提下，优先开放店主居住在解封区域内的"七小门店"，让辖区居民就近获得基本生活服务，减少跨区流动，降低感染和疫情外溢传播的风险。

（2）加大对"七小门店"开放场所的防疫督导，要求开放场所做好预约、限流、扫码、测温、消毒等各项措施。

（3）生活物资购买不畅时，相关部门提供物资供应大篷车服务等，满足居民日常生活需求。

（4）要密切关注并及时回应群众诉求，做好群众生活保障。倡导居民网上购物，提倡"无接触"配送。

（5）为行动不便的独居老人、残疾人等人员，提供基本生活物资上门服务。

10.工作人员防护要求和生活保障

（1）室外工作人员佩戴医用外科口罩。

（2）入楼入户工作时应正确穿戴工作服、一次性工作帽、一次性手套、隔离衣、N95/KN95口罩、鞋套等。

（3）规范穿脱防护用品，穿戴防护用品时不得喝水、吸烟、进食等，工作期间减少人员交谈，避免聚集，做好手卫生。为工作人员设置专门的防护用品穿脱区域。工作结束后，正确摘脱防护用品，做好手卫生。

11.单位疫情防控

（1）中风险区内的单位应切实落实"四方责任"，要建立主体责任制，明确单位内各部门的具体职责，全部落实中风险区内和所属社区（村）、街道乡镇的各项管理要求。

（2）在中风险区内的单位、工作人员应在单位内部封闭管理，不得组织聚集性活动，严格做好自身防护，务必做到"不聚餐、不聚集、不聚会"。

（3）常态下单位应制订具体的疫情防控方案和应急处置预案，建立组织体系及与社区（村）、街道乡镇的协同配合机制，并开展相应的培训和演练。划分中风险区后，立即启动相应机制，落实管控。

（4）常态下单位应建立基础信息台账，核心信息包括单位相关人员的姓名、身份证号、手机号、详细现住址、家庭联系人等；其他信息应包括所有人员（含第三方派遣人员）办公场所座位分布图、人员出差情况、近期核酸检测情况、单位聚集性活动和会议组织情况、访客记录情况等，确保发生疫情时迅速提供重点人员信息，并配合属地采取管控措施。

（5）单位内部要采取模块化管理，按照不同风险划分相应的工作区域，不同区域间尽量避免人员交叉。

（6）单位要落实健康监测制度，进入单位实行测温、验码，发现员工出现发热、干咳等异常健康状况时，立即报告所属社区（村）、街道乡镇，并按要求进行就诊排查。

（7）单位内所有人员要按照本市相关工作要求开展核酸检测，并根据评估风险调整检测频次和要求。

（8）单位设有内部食堂时，就餐规则按相关工作要求开展，避免人员聚集，必要时取消堂食，取餐时规范佩戴口罩，做好手卫生，保持安全社交距离。

（9）按照"非必要不组织"的原则，不召开线下会议，如有需要采取线上方式组织会议。

（10）保持办公场所及所有室内区域空气流通，通风时优先采用开窗自然通风，有条件的可以开启排风扇、空调等以加强室内空气流动。

（11）加强办公室、会议室、食堂、卫生间、电梯等重点区域的预防性消毒，特别是对电梯按键、楼梯扶手、门把手等重点部位的消毒，做好消毒记录。

（12）单位办公期间应全程规范佩戴医用防护口罩（N95/KN95）。

（13）单位应储备适量口罩、一次性橡胶手套、体温计、洗手液、免洗手消毒剂、消毒剂等防疫用品。

12.视情提级管理

"七天两检"一旦发现阳性，立即提升管理等级。

13.解除要求

高风险区连续7天无新增感染者，且第7天风险区域内所有人员完成一轮核酸筛查均为阴性，降为中风险区；连续3天无新增感染者降为低风险区。中风险区连续7天无新增感染者，且第7天风险区域内所有人员完成一轮核酸筛查均为阴性，降为低风险区。低风险区所在县（市、区、旗）无中高风险区，解除社区（村）疫情管控，调整为常态化防控，防疫工作按常态化疫情防控要求开展工作。

第 三 部 分

场景案例^①

① 场景案例均发生于《新型冠状病毒肺炎防控方案》（第九版）（简称第九版）发布之前，因此仍沿用封控区、管控区与防范区等提法，对照第九版关于高风险区、中风险区与低风险区的划分，案例中的封控区、管控区与防范区相当于第九版的高风险区、中风险区与低风险区。

平房区管理案例

　　×××区×××街道×××平房区社区出现涉×××广场阳性病例后，区疾病预防控制中心依据流行病学调查结果，利用街道办事处提供的社区平面图，外环境检测结果等，合理划定封控区和管控区。依据外环境检测结果，确定封控时间为5月22日～31日，解除封控后继续按管控区管理4天至6月3日。封管控区管理严格落实《北京市封管控区工作指引》及《平房区封管控区工作补充方案》。

（一）党建引领，迅速行动，全方位保障封管控措施落实落细

街道依据疾控中心划定的封管控区范围第一时间设立硬隔离，与周围区域完全分开，人员进出通道专人值守，设立监控设施，工作人员24小时卡口值守；街道成立前线指挥部，区政协副主席任总指挥，街道工委书记任副总指挥，成立临时党委，封控区、管控区采取分片管理机制，各片区成立临时党支部，前线指挥长担任临时党委书记，区派其他干部、街道下沉干部担任指挥部成员或各片区工作人员，所有前线指挥部人员要按照防控措施工作指引、流程，落实工作责任。设立封控区工作专班和管控区工作专班，专班工作人员由街道干部、社区干部、下沉干部、社区工作者、社区民警、医务人员、保安、楼门长等组成，其中封控区专班26人，管控区专班8人，与物资配送人员、保洁、消毒人员等共计68人（两班倒），为封控区94户256人、管控区156户305人提供全方位服务和保障工作，两专班工作人员不交叉，实施独立闭环管理。街道制订了封管控区管理和服务保障工作方案，明确了工作机制、工作职

责和工作要求，制订了应急工作方案，确保封管控区各类突发事件快速、科学处置；制定了闭环工作人员管理办法、工作专班闭环管理制度，签订了闭环管理工作人员承诺书，有效降低暴露风险。

（二）落实网格化管理要求，全方位做好服务保障工作

将封控区平房人群全部送至集中隔离医学观察酒店，对楼房居民严格落实"区域封闭、足不出户、服务上门"，安装门磁；将管控区划分成4个网格，网格间进行物理隔离，管控区实行"只进不出、人不出区、严禁聚集"。在原有两个公厕的基础上，增设了6个临时公厕，严格落实厕所使用一人一消毒。明确每个网格中的人员行（活）动路线，最大限度避免人员交集。工作人员建立封管控区特殊人员台账，分级分类管理。社区卫生服务机构家庭医生24小时轮班值守，解决封管控区居民基本医疗服务需求；对因就医等确需外出人员，经社区防控办公室同意，街道安排专人专车，全程做好个人防护，落实闭环管理。为解除封管控区居民的后顾之忧，街道给每一户居民发放便民服务卡，设立了6个便民服务热线电话，方便居民在封

管控期间获得换煤气罐、水电气应急抢修、购菜、点餐、开药就医以及其他应急服务。做好生活物资供应保障，生活物资从封控区卡口转运至片区和楼门口，由片区工作人员无接触配送到户。

5月31日下午，管控区居民×××家新买的电子门锁突发严重故障，家人从室内和室外两个方向采用各种方法，耗时几个小时均无法打开家门。居民紧急联系厂家，厂家服务人员顾虑疫情，以各种原因推脱，被关在室外的家人无奈做好了睡在室外的思想准备。无奈中，×××向社区求助，片长×××做好防护后第一时间到现场查看问题，并迅速联系修锁师傅上门服务。很快，"全副武装"的修锁师傅来到现场迅速打开了门锁，迅速解决了×××一家的困境，×××为片长×××写了一封发自内心的感谢信。

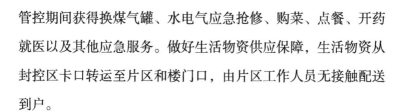

（三）严格落实指引要求，封管控期各项工作平稳有序、科学规范

街道安排专人负责核酸检测组织工作，安排专业人员指导各片区开展核酸检测，及时处理各点位医务人员调配、设备更

新维护、医疗物资及个人防护物资的保障统筹工作。合理设置采样点，科学确定行进路线，加强现场组织管理，加派人力实行专人引导、分时分区、固定路线，督促做好个人防护，防止交叉感染。家庭医生及时建立封管控区居民日常服务台账，通过远程视频、提供送药到家服务，解决慢性病用药和健康管理需求，对于确需提供上门服务的，做好个人防护上门服务，对于经评估确需定点机构就诊的，上报区卫生健康委就医服务专班协调处理。

片区工作人员通过微信、短信、公众号、一封信等多种方式，及时发布管控信息和相关安排，引导居民落实个人防护、居室通风等要求，做好居家隔离医学观察居民每日健康监测，向居民提供心理服务热线电话，提供心理疏导支持，做好健康宣教，保障外出就医人员及时转运至指定的定点医院。

及时发布防控信息和相关安排，利用微信公众号，对正面、负面典型进行宣传，增强居民防范意识，及时发现、妥善处置舆情。

加强消毒人员培训、技术指导，落实重点部位、重点区域消毒工作要求，与各片区工作人员对接，做好医疗垃圾、居民生活垃圾等清运和处理工作。

及时关停小区外围周边公共场所和"七小门店"等经营场所，重点对周边已关闭的棋牌室、麻将馆等非生活必需的文体休闲娱乐场所及"七小门店"进行巡逻检查。

（四）做好工作人员闭环管理、后勤保障及防护物资保障

落实工作人员闭环管理工作要求，确定工作人员休息、住宿酒店，单人单间，严禁在休息期间共同进餐、聊天。专人负责每日闭环转运封控区、管控区内工作人员，及时提供个人防护物资保障、工作人员用餐、饮用水、防疫物资及工作物资的调配和储备，组织工作人员进行个人防护实操培训，加强个人防护监督检查。

在大家的共同努力下，×××街道×××平房社区如期解封，其间各项工作平稳有序，居民情绪稳定，各项生活服务、就医需求得到有效保障，体现了工作"快、实、细"的特点，也为平房区封管控区管理树立了典型，得到了居民的认可，人民网也给予了报道。

二

城中村管理案例

（一）基本情况

2022年初，北京市出现涉及"两库一店"的新冠肺炎疫情，该轮疫情扩散主要以冷库相关的从业人员为主。其中，×××区×××街道出现了多起城中村疫情。

城中村流动人口占比高，群租短租现象突出，人员密度大，人员防控意识不强，以快递员、维修人员、保安人员、餐饮从业人员、保洁人员、网约车司机等为主。城乡接合部内居住空间狭小，通风不畅，人口底数不清，社区防疫人手不足，人员共用厨房、卫生间现象普遍，管控难度大，疫情传播风险高。如×××区×××街道×××村，全自然村有村民165户，人口400人，村民对房屋进行出租，有外来人口约1360人。

（二）处置过程

1.快速处置。2022年1月26日，在×××街道×××村×××号居住的2名保洁人员新型冠状病毒核酸检测阳性。×××区立即启动应急机制，一是流调溯源组对相关病例马上进行流调排查；二是区疾控联合社区防控专家第一时间奔赴现场，综合考虑出现病例房屋的地理位置、门窗朝向、人员出行规律等因素划定给出管控建议；三是×××街道立即启动应急机制，对该村进行全域封闭管理。病例所在点位进行封控管理，周边五个点位进行管控管理。

2.应转尽转。×××区防疫指挥部根据快速排查和流调结果，迅速给出如下意见：①×××村×××号作为封控区，落实"区域封闭，足不出户，服务上门"要求；②×××村（除封控区之外）所有区域列为管控区，落实"人不出区，严禁聚集"要求；③判定×××村×××号内住户人员为密切接触人员，进行集中隔离医学观察；④居委会核实1月25日

17:00～17:40在×××超市购物相关人员，判定为同时空密接，进行集中隔离医学观察；⑤居委会核实×××村×××号邻近公共卫生间覆盖范围的住户为高风险人员，进行集中隔离医学观察。

接到转运的通知后，区指挥部成员、×××街道党工委书记、×××村党总支书记、×××区公安分局、属地派出所、×××村现场指挥部成员全部到位，共同协商现场调动指挥。本着人性化、科学化、实事求是的原则，应转必转，能转则转。网格员对村民及租户中的老幼病残孕等特殊人员的基本情况开展摸排登记工作，并对家禽、宠物等进行统计，截至1月28日，×××村冷链从业人员共计18人，已将密接人员全部转移至集中隔离医学观察点。

3.强化居家。指导×××村充分利用现有的道路、房屋的布局特点，以200人左右为一个网格，将村落住户进行物理隔离，每个网格内需至少设有2个卫生间，切割成若干网格进行管控管理。严格评估居家观察条件，对不具备条件的，全部转为集中观察。×××村委会通过物理隔离进行网格化区域化管理，明确每个网格中的人流动线，最大限度避免人员交集。1月26日，×××街道连夜实行网格化管理，安置了10组流动厕所，并对全村域进行消毒。派驻保安50名，维修人员18名，配备村干部进行执守。聘请专业消杀团队每天对全部区域特别是公共卫生间进行10次以上的消毒。

4.平急结合。2022年2月13日，×××村解封。为了更好地统筹力量、补齐短板、堵塞漏洞，坚决防止疫情扩散蔓延，社区防控组从强化属地公共卫生管理责任、进行常态化网络化管理、摸清风险人员底数、督促"七小门店"落实疫情防控职责、大力开展爱国卫生运动、做好宣传引导等方面给予了意见建议，指导做好常态化防控、平急转换等工作。

（三）经验启示

城中村具有居住人员复杂、人口密度高、居住条件差等特点，各街道、镇政府要加强城中村新冠肺炎疫情防控工作，落实疫情防控属地责任，最大程度降低疫情传播风险。

1.常态化管理

（1）强化属地公共卫生管理责任。在街镇政府的统一指挥下，充分发挥公共卫生委员会的作用，各社区（村）负责组织城中村内居（村）民（含流动人口）健康管理、人员排查、核酸检测、疫苗接种、高风险人员管理等疫情防控工作。

（2）进行网格化管理。充分利用现有的道路、房屋的布局特点，以不超过200人为一个网格，将城中村住户分成若干网格，由居（村）委会组织网格员进行管理。

（3）摸清风险人员底数。对区级派单任务迅速开展落地摸排，对来（返）京人员和冷链从业者、保洁员、快递员等重点领域和重点行业从业人员（行业种类见附件）进行摸排，并建立基础台账，明确来源和职业等基础信息，做到底数清、情况明。

（4）督促"七小门店"落实疫情防控职责。城中村内理发店等"七小门店"从严执行查证、验码、测温、登记。设置无接触式测温设备，对外来人员一律做好"健康宝"查验和扫码登记。摸排黑诊所、游医等非法行医线索，反馈卫生行政部门进行核查并予以依法处置。

（5）大力开展爱国卫生运动。做好环境的日常清洁与消毒，以清洁为主，预防性消毒为辅。经常接触的物体表面等可用含有效氯250mg/L～500mg/L的含氯消毒剂喷洒或擦拭消毒。卫生间可用含有效氯500mg/L的含氯消毒剂喷洒或擦拭消毒。具体方法参照北京市疾控中心发布的《新型冠状病毒感染的肺炎流行期间预防性消毒指引》。

（6）做好宣传引导。各街镇和居（村）委会充分利用广播、电视、互联网等形式开展健康宣教，引导居（村）民不聚会、不扎堆、不串门，不乱丢生活垃圾、不乱倒生活污水、不随地吐痰，保持勤洗手、常通风、戴口罩等良好的卫生习惯。

2.应急处置

对于出现病例的城中村，采取以下措施：

（1）划定封控管控区

封控区：对于城中村出现病例的房屋及其相邻区域房屋（综合考虑地理位置、门窗朝向、人员出行规律等因素，必要时扩大至整个网格或者整个城中村），划定为封控区，按照"非必要不出户、服务上门"原则进行管理。

管控区：对于出现病例的城中村（除封控房屋外），整体划定为管控区，按照"人不出城中村、严禁聚集"的原则进行管理。

（2）加强网格化管理。城中村按照已划定的网格进行管控管理，各网格间进行物理隔离，每个网格内需至少设有6个卫生间（数量不足的网格，采用移动卫生间补足）。

封控区：封控区网格内人员，除如厕需要外，其余时间严禁出门。开展14日居家隔离医学观察+7日健康监测，社区网格员做好生活保障、管理督促工作。

管控区：管控区网格内人员，除购物、如厕等生活必需活动外，尽量减少户外活动，严禁人员聚集，开展原则14日居家隔离医学观察+7日健康监测，社区（村）委会做好城中村内的生活保障和人员管理督促工作。

（3）强化人员排查与管控

封控区：对于病例同屋及疾控部门综合研判后具有较大风险的相邻房屋人员，判定为密切接触者，进行集中隔离医学观察（具体隔离时间由疾控部门综合研判）；对于封控区其他人员判定为高风险人员，开展14日居家隔离医学观察+7日健康监测，居家隔离医学观察期间除如厕需要，严禁出门。

管控区：对于管控区其他人员，判定为高风险人员，开展14日居家隔离医学观察+7日健康监测，居家隔离医学观察期间除如厕、购物等生活必需活动之外，减少户外活动，严禁人员聚集。

此外，利用已建立的重点从业人员台账，对城中村内的冷链从业者、快递员、网约车司机、搬运工、保洁等信息进行摸排，结合本轮疫情传播特点，相应重点人员判定为高风险人员，建议开展21日集中隔离医学观察。

（4）严格控制聚集性活动。提倡居（村）民喜事缓办、丧事简办、宴请不办。举行婚礼、寿宴、丧葬等活动确需集体用餐时应注意食品安全，保持1米以上的社交距离，提倡实行分餐制，并加强餐饮具的清洗消毒。其他防控要求可参照北京市疾控中心发布的《北京日常防疫指引》。

（5）加强"七小场所"管控。"七小场所"就是"七小门店"。出现病例的城中村内的"七小门店"暂时关闭，保供、保产的单位视疫情进行限流或改为上门营销模式，缩短或调整营业时间，加强单位（场所）的清洁消杀消毒、防控等。

对于病例到访过的"七小门店"，立即关闭门店，摸排密切接触人员和其他高风险人员，第一时间落地管控，其余工作人员48小时内开展二次核酸检测，加大消毒频次，视疫情情况再行恢复营业。

（6）其他措施的加强。出现病例的城中村需进一步加大公共区域的消毒频次，至少4次／日；加强其他人员（密接人员、高风险人员之外）的核酸检测频次，建议出现病例后5日，每日检测一次；加大管控政策的宣传、人员心理疏导和舆情监测，借助社区广播、微信群、发放告知书等方式进行相关内容的宣传贯彻。

社区人员转运管理案例

　　×××区×××乡×××社区发生新冠肺炎疫情以来，面对突如其来的大面积封管控形势，需要开展大规模人员转运工作。本次人员转运涉及4709人，转运人员之多创疫情防控人员转运工作之最。如何能够在有限的时间内，安全、有效、迅速、平稳地完成人员转运任务，保证人员转运这项基础性工作有条不紊地进行，为疫情得以有效控制做好准备，是转运工作面临的重大课题。社区从一封信入手，在宣传、解释与思想教育方面着力，发挥党建引领及党员先锋模范带头作用，调动各方人员积极性，从而使工作方案跟进，在疫情防控全过程中赢得主动。

　　其中，一封信设置了统一模板，先后发出《致×××社区居民的一封信》（附件1）以及针对隔离医学观察居民解封返家前《致×××社区居民的一封信》(附件2),把宣传与思想工作提前做到位,既有助于提前释疑,得到居民理解,又便于掌握主动,获得居民配合。

工作方案创造性地制订了《×××社区居民集中隔离医学观察点至社区转运工作方案》(附件3)与《×××社区集中隔离医学观察人员返家工作方案》(附件4),配以《×××社区转运工作全流程图》(附件5)。在转出环节(从社区到隔离医学观察点),以锁定转运人员范围为基础,构建由一把手牵头的组织架构,明确各相关单位(部门)职责任务,制订详细周密的转运计划,包括制定转运清单、筹措转运车辆与相关防疫要求,进一步厘清转运实施移出、转运、接收各阶段工作任务,提出具体工作要求,绘制转运流程图,明晰工作组联络表与酒店组联络表,责任到人,辅以转运单,令转运交接任务一目了然。在转回环节(从隔离医学观察点返回社区),在确立工作原则的基础上,部署物资准备,明确人员安排及责任分工,辅以工作流程,令返家工作任务井然有序、有条不紊。

事实证明,本次近五千人的大规模转运任务顺利完成,与强有力的领导、充分的组织动员及科学的操作规范流程密不可分,党建引领、组织严密、有章可循是本次转运工作稳妥高效完成的根本保证。

附件1

致×××社区居民的一封信

亲爱的居民朋友们：

　　自5月12日起×××社区划定为封控区以来，各位居民朋友和抗疫团队勠力同心、坚忍克制，展现了高度团结和坚定信心，虽然大家艰苦努力，但仍在社区居民中陆续发现26名新冠核酸检测阳性者，分布在8栋楼，同时也在前期服务保障的社区工作人员中检出多名新冠核酸检测阳性者。前期相关部门调查发现，病例在社区内、单元内和超市内有轨迹交叉聚集现象。同时，该社区公共区域环境多处检出阳性。鉴于本次疫情传播速度快、隐匿性强的特点，居民持续检出新冠阳性将导致本社区封控时间不断后延。

　　为遏制疫情在社区内扩散蔓延，最大限度地保护您和家人的健康安全，让社区居民的生活尽快恢复常态，经疾控专家研判，本社区居民将全部集中隔离医学观察，观察时间从5月21日零时起7天。我们十分理解您此刻的不安心情，但请放心：

医学观察点的医护和工作人员将为您提供及时必要的生活和医疗保障；您此刻身边服务的"大白"和"小蓝"们，将在安置您和家人登车后，一并同行，全程陪伴你们度过7天的医学观察期。请您严格遵守《中华人民共和国传染病防治法》相关要求，体谅现场工作人员的不易，积极配合、支持我们的工作，违法行为将依法承担相应的法律责任。

我们坚信，有大家的支持与担当，必能加速克"毒"制胜，尽快打赢这场同心战"疫"。这段"难熬"而"难忘"的时光，将是×××社区居民共同守护"我的家、我的城"幸福平安的光荣见证！

×××乡疫情防控指挥部

2022年5月20日

附件2

致×××社区居民的一封信

亲爱的居民朋友：

很高兴告知您，×××集中（居家）隔离医学观察解除已经开始倒计时啦！我们为迎接居民朋友们回家、有序转入常态化管理做了精心筹划，现就您关心的解除隔离医学观察安排告知如下：

一是关于隔离医学观察点登车计划。请各位居民严格服从隔离医学观察点指挥部的统筹调度，确保大家安全有序回家。我们将于28日早8:00起送回20日转运的居民，29日早8:00起送回21日转运的居民，请您服从工作人员的引导和安排，规范佩戴统一配发的N95口罩和一次性手套，与他人保持安全社交距离，有序登车。

为保持人员间隔，每辆车乘坐不超过25人，请您登车时互谅互让，照顾身边的老人、儿童和孕妇。如您提前预约获批通过救护车保障送回，请在工作人员的引导下耐心等待，听候医护人员安排登车。

二是关于社区门口接车事宜。我们将把您送回当时出发的社区门口，下车后请立即返回家中，避免在公共区域停留。我们为自行搬运行李不便的老幼病孕居民提供了电瓶车服务，请服从工作人员指挥按序搭乘。

三是关于返家后续安排。我们已收集了4300人的电子信息，对500余人的信息进行手工录入，正在加紧核对制证。29日晚18:00，我们将请您下楼在各自楼门签订健康监测告知书，并给您派发出入证，前期不便提供电子照片的居民请准备好一寸照片（高龄老人将协助拍照）。您签订完承诺书并领取到出入证后，可持证、扫码、测温、主动出示48小时核酸检测阴性证明后出入社区卡口。

各位居家隔离医学观察的居民，我们将在29日确认您的末次核酸检测阴性结果后，按序上门拆除门磁，签订健康监测承诺书、派发出入证，您可转入常态化管理。

5月20日前转入集中隔离医学观察的居民，我们将待您隔离医学观察期满返回社区后，根据解除隔离医学观察时间分批办理出入证。

四是关于宠物返家。为确保您的宠物不受暑热天气影响，我们将在29日社区居民领取到出入证后，安排宠物医院联系您，在原交接的门口按统一时间送回宠物。

五是关于解封解隔后的注意事项。鉴于奥密克戎变异株隐匿性强、传播力强的特性，为确保小区环境安全，收取快递仍实行无接触配送。请您在社区内活动时做到不扎堆、不聚集、保持安全距离；外出时务必"两点一线"，个人防护到位，不聚餐，不进入人员密集的公共场所，保持良好的生活习惯。

我们深深地记得转运时怀抱孩子的您、耄耋之年蹒跚的您、拎着笔记本电脑的您、捧着考试资料的您……每一个身影都透出令人引以为豪的坚毅。终于能够摘下面屏、脱下防护服看看您。这短暂而难忘的时光，这场抗疫攻坚战是大家共同的记忆和光荣！

×××社区会记住，×××乡会记住，×××区会记住，人民会记住……

×××乡疫情防控工作指挥部

2022年5月27日

附件3

×××社区居民集中隔离医学观察点
至社区转运工作方案

为切实做好×××社区居民接返工作，安全、平稳、有序做好集中隔离医学观察点至社区"点对点"闭环转运任务，结合工作实际，制订本方案。

一、转运人员范围

本次转运人员范围为5月20日、5月21日×××社区集中隔离医学观察人员，转运人数4709人，涉及集中隔离医学观察点30处（截至5月26日，由区集中隔离医学观察指挥部提供数据）。

二、组织架构

坚持安全平稳有序的原则，成立×××社区转运工作指挥部，建立扁平化指挥调度体系，统筹协调本次转运各项工作。

指挥：×××区领导

副指挥：×××区领导

副指挥（现场执行指挥）：×××区领导

成员单位：区委政法委、区委宣传部、区农业农村局、区交通委、区卫健委、×××区公安分局、×××区交通支队、×××乡政府、各集中隔离医学观察点分指挥部，各成员单位主要领导在转运当天要靠前作战、现场指挥。

区委政法委：负责统筹各集中隔离医学观察点，做好转运人员移出相关工作；

区委宣传部：负责本次转运工作的影像记录及宣传报道等相关工作；

区农业农村局：负责转运人员接收相关工作，并统筹做好某社区现场各项工作；

区交通委：负责制订转运工作方案，组织调度车辆转运工作；

区卫健委：负责指导转运工作各项防疫措施，保障相关防疫物资及车辆消杀；协调区疾控中心明确社区居民解除隔离医学观察口径；协调区急救中心负责特殊人群转运工作；

×××区公安分局：负责做好转运过程中的安保和应急处置工作；

×××区交通支队：负责做好转运过程中的交通疏导及现场秩序维护，适时对×××社区周边道路采取临时交通管制措

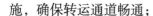
施，确保转运通道畅通；

各集中隔离医学观察点分指挥部：具体负责转运人员信息登记及移出工作，现场组织居民按时、有序乘车；

×××乡政府：负责做好本次某社区转运工作有关后勤服务保障工作。

三、转运计划安排

本次转运工作拟定为三个阶段和两个时间点，即移出阶段、转运阶段和接收阶段，5月28日、29日为转运工作时间点，转运时段为早8时至下午16时。

（一）制定转运清单

区委政法委将各集中隔离医学观察点涉及某社区转运人员名单（包含但不限于人员姓名、楼门牌号、转出时间以及转出位置等信息），提供至区农业农村局和区交通委；

区农业农村局和区交通委在完成转运人员分配后，于5月27日将《转运单》反馈至区委政法委和区卫健委，各部门按转运清单进行实际操作。

（二）筹措转运车辆

根据转运工作时间点和《转运单》，区交通委会同公交集团等有关单位筹措转运车辆，其中公交集团于5月28日、29日分别提供60辆公交车和40辆公交车；

×××集团提供10辆考斯特、×××集团提供10辆福祉车、区急救中心提供10辆120救护车，保障特殊人群乘车需求。

（三）防疫要求

针对本次转运居民情况，本次一线司机及工作人员需佩戴N95口罩、一次性手套以及必要的防护面屏或防护镜。车辆每使用一次，按要求消杀一次后方可再次使用。

四、转运实施阶段

（一）移出阶段

1.各集中隔离医学观察点分别组建移出工作组，协同配合本次转运工作，根据《转运单》提前一天告知居民准确转运时间；

2.集中隔离医学观察点工作人员根据《转运单》提前15分钟组织居民下楼并完成房间交接手续，做好现场秩序维护，引导居民有序乘车；

3.集中隔离医学观察点工作人员核实清点乘车人员，准确无误后，将《转运单》移交司机；

4.转运车辆出发后，集中隔离医学观察点及时将信息情况反馈至现场指挥部。

（二）转运阶段

1.区交通委提前2小时将转运车辆集结至×××公园

×××门，对车辆进行第一次集结消杀。根据《转运单》，区交通委会同公交集团将车辆分阶段、分批次派出至集中隔离医学观察点；

2. ×××区交通支队对×××社区周边道路适时采取临时交通管制措施，确保转运通道畅通；

3.转运车辆到达集中隔离医学观察点后，司机立即联系现场负责人，待乘客全员上车并与现场负责人交接《转运单》后，发车转运；

4.转运车辆送达完毕后，返回×××公园×××门进行消杀，并根据情况进行再次转运工作。

（三）接收阶段

1.清点人数。转运车辆到达社区门口后，司机将《转运单》交予接收工作人员，工作人员上车清点人数。清点人数无误后，工作人员引导居民有序下车；

2.卸放行李。居民下车同时，由工作人员协助快速卸放行李，居民领取行李后，引导有序进入社区；

3.有序疏散。居民进入社区后，由社区内秩序管理人员引导居民有序返回家中，避免在社区内停留、聚集。

五、工作要求

一是扎实做好宣传引导和舆情处置，提前对居民做好解释和安抚工作，各环节要公开透明，确保舆情稳定。

二是做实做细工作环节，明确工作标准和流程，强化工作人员培训，运转流程要体现顺畅、快捷、高效，避免人员集中，运转服务要实现"手递手、点到点"，形成全封闭运转流程。

三是强化温情服务，运转工作过程中要礼貌热情，为返家人员提供优质服务，做好沟通交流。

四是加强统筹联动和协同配合，要进一步强化部门综合协调，统一指挥、集中调度，科学合理有序进行人员及物资的调配保障工作。

五是全力做好服务保障，建立完善组织和工作体系，明确各部门职责，尽可能固定工作人员，统筹做好工作人员防护、用餐、车辆消毒等工作。

附件：3-（1）转运流程图

3-（2）《×××社区居民返家工作组联络表》

3-（3）《×××社区居民返家酒店组联络表》

3-（4）《转运单》

附件：3-（1）转运流程图

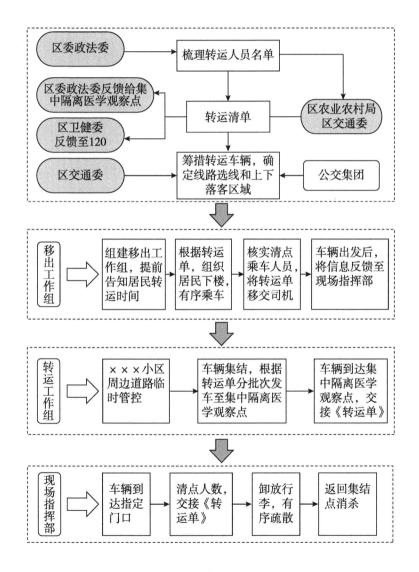

附件：3-（2）×××社区居民返家工作组联络表

×××社区居民返家工作组联络表

点位	单位	负责人	职务	联系方式	备注
总协调	农工委	×××	委领导	1**********	小区外
	农工委	×××	委领导	1**********	小区内
	交通委	×××	委领导	1**********	总牵头
	交通委	×××	委领导	1**********	×××公园
	×××乡	×××	乡领导	1**********	
东门	农工委	×××	委领导	1**********	××× ××× ×××
	×××集团	×××	集团领导	1**********	
	交通委	×××	委领导	1**********	
西门	农工委	×××	委领导	1**********	××× ××× ×××
	×××运输集团	×××	集团领导	1**********	
	交通委	×××	委领导	1**********	
南门	农工委	×××	委领导	1**********	××× ×××
	×××集团	×××	集团领导	1**********	
	交通委	×××	委领导	1**********	
北门	农工委	×××	委领导	1**********	××× ××× ×××
	×××建筑	×××	集团领导	1**********	
	交通委	×××	委领导	1**********	

附件：3-（3）×××社区居民返家酒店组联络表

与×××社区居民返家工作组联络表类似，略。

附件：3-（4）转运单

×××集中隔离医学观察点至×××社区——5月　号转运单（XX号车）

序号	姓名	联系电话	登车地点	登车时间	下车地点	预计到达时间
1（例）	×××	1***********	×××饭店	10：40	×××社区×门	11：10
2（例）	×××	1***********	×××饭店	10：40	×××社区×门	11：10
3（例）	×××	1***********	×××饭店	10：40	×××社区×门	11：10
4	……					……
5	……					
6	……					
7	……					
8	……					
9	……					
合计	×××		×××	×人		
集中隔离医学观察点联系人及联系方式	1***********	1***********		转运司机联系方式及车牌号	京B××××	现场接收联系人及联系方式
						1***********

147

附件4

×××社区集中隔离医学观察人员
返家工作方案

一、工作原则

本次转运人员范围为5月20日至22日转运至集中隔离医学观察点，完成集中隔离医学观察后，需在5月28日至29日返回×××社区所有居民。返家转运工作按照"转出多少、返回多少""按时间转出、对应时间返回""哪个门转出、哪个门返回""统一车辆调度、错时有序到达"的工作原则，开展闭环转运，做好集中隔离医学观察人员返家工作。

二、物资准备

总协调：×××（1**********）、×××（1**********）

物资需求：

1.工作人员统一标识着装（"×××区群众"马甲、小红帽500套，N95口罩、一次性手套等，农工委统筹）。

2.电瓶车（每门4辆，共16辆，国资委支援），电瓶车上张贴"老弱病孕"服务标识及送达行车区间楼号。

3.其他物资（×××乡负责）：警戒线（每门200米）、轮椅（每门1辆，共4辆）、广播喇叭（每门2个）、消杀用品、遮阳伞、饮用水、电瓶车充电电源等。

三、人员安排及责任分工

（一）×××社区四个大门（100多人工作力量）

设2位主管领导总体协调调度，在社区东门、西门、南门、北门外配置4个工作小组。每个小组设置2名组长、25名工作人员。根据居民返家当天工作流程分别配备车辆调度、秩序维护、行李卸放、特殊人群服务、电瓶车运送等工作岗位。

1.总协调：×××（1＊＊＊＊＊＊＊＊＊）

×××（1＊＊＊＊＊＊＊＊＊）

×××（1＊＊＊＊＊＊＊＊＊）

2.东门组：2名组长，共25名工作人员

组长：×××（1＊＊＊＊＊＊＊＊＊）

×××（1＊＊＊＊＊＊＊＊＊）

调度车辆（2人）：×××、×××

车辆指挥（2人）：×××、×××

清点人数（2人）：×××、×××

卸放行李（4人）：×××、×××、×××、×××

服务特殊人群（6人）：×××、×××、×××、×××、×××、×××

秩序维护（7人）：×××、×××、×××、×××、×××、×××、×××

3.西门组：2名组长，共25名工作人员

组长：×××（1**********）

×××（1**********）

调度车辆（2人）：×××、×××

车辆指挥（2人）：×××、×××

清点人数（4人）：×××、×××、×××、×××

卸放行李（4人）：×××、×××、×××、×××

服务特殊人群（5人）：×××、×××、×××、×××、×××

秩序维护（6人）：×××、×××、×××、×××、×××、×××

4.南门组：2名组长，共25名工作人员

组长：×××（1**********）

×××（1**********）

调度车辆（2人）：×××、×××

车辆指挥（2人）：×××、×××

清点人数（4人）：×××、×××、×××、×××

卸放行李（4人）：×××、×××、×××、×××

服务特殊人群（6人）：×××、×××、×××、

×××、×××、×××

秩序维护（5人）：×××、×××、×××、

×××、×××

5.北门组：2名组长，共24名工作人员

组长：×××（1**********）

×××（1**********）

调度车辆（2人）：×××、×××

车辆指挥（2人）：×××、×××

清点人数（2人）：×××、×××

卸放行李（4人）：×××、×××、×××、×××

服务特殊人群（6人）：×××、×××、×××、

×××、×××

秩序维护（6人）：×××、×××、×××、×××、

×××、×××

（二）各单元楼（共103个单元楼门，270多人工作力量）

各单元楼居民返家工作由原支援的7个乡继续承担，设置1名主管领导总体协调，公共区域配备秩序引导人员4人。7个

支援乡按照原包楼工作模式，以单元楼门为单位（共103个楼门），每个单元楼门至少配备2名服务保障人员。

1.总协调：×××（1**********）

2.网格一组长（3、9号楼）：×××（1**********）

工作人员：38人

3.网格二组长（4、7号楼）：×××（1**********）

工作人员：38人

4.网格三组长（19～26号楼）：×××（1**********）

工作人员：38人

5.网格四组长（17、18号楼）：×××（1**********）

工作人员：38人

6.网格五组长（10～13号楼）：×××（1**********）

工作人员：38人

7.网格六组长（5、8号楼）：×××（1**********）

工作人员：38人

8.网格七组长（15、16号楼）：×××（1**********）

工作人员：38人

四、工作流程

（一）调度车辆（每大门2人）。每个大门外负责车辆调度的工作人员，提前与交通委对接，调度车辆错时15分钟有序到达社区门口。

（二）指挥停车（每大门2人）。车辆陆续到达后，指挥车辆按照下车指定位置停放到位，提醒司机暂不开启车门。

（三）清点人数（每大门2人）。车辆停放到位后，由接车负责人从车辆前门上车。与司机交接转运人员清单，对照清单清点人数，同时填写返家接车记录单，通知司机打开车门，引导居民有序下车。

（四）卸放行李（每大门4人）。居民下车同时，由行李卸放工作人员协助，快速卸放行李。

（五）优先保障服务特殊人群（每大门6人）。针对老弱病残孕等特殊需求人群，在居民下车时及时提供人工搀扶、电瓶车运送等服务保障，实现"门到门"（车门到家门）服务，确保将居民及行李安全护送到家。

（六）秩序维护（每大门7人）。居民领取行李后，由秩序维护工作人员引导有序进入社区，避免在社区门口停留聚集。

针对有乘坐电瓶车需求的居民，由秩序维护人员引导排好队，有序上电瓶车，并逐位送至单元门口。

（七）安全上楼（由原包楼支援乡负责，共103楼门，每楼门2人）。居民进入社区到达单元楼门后，工作人员做好楼梯、电梯秩序维护，避免扎堆进入楼门。

有电梯的居民楼，引导居民有序登梯，避免拥挤，并倡导6层以下居民酌情选择走楼梯方式上楼。无电梯的居民楼，协助提运行李到家门口，并做好上楼人流控制，避免人员拥挤踩踏、行李掉落。

针对老弱病残孕等特殊群体，单元楼门工作人员要及时搀扶、帮助提运行李，确保居民安全到达家中。

（八）返家居民复核盘点。28日、29日转运工作完成后，当日分别对照司机提供的转运人员清单，复核盘点下车返家人员人数。对于双方人数不符的，联系政法委、交通委等部门进行核实。

附件5

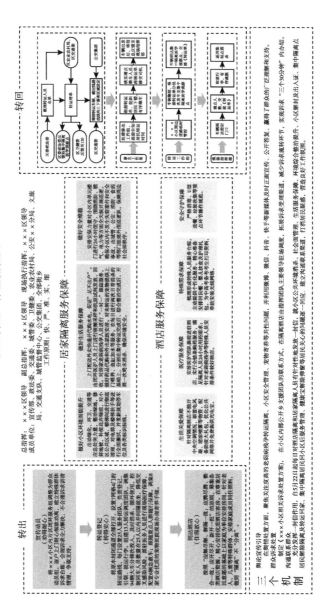

××× 社区转运工作全流程图

第 四 部 分

其他

工作表格

（一）社区工作人员个人防护口诀表

社区工作人员个人防护口诀表

	适用范围	具体内容
高风险 5+6	高风险区	室外"五件套"：一次性工作帽、N95/KN95颗粒物防护口罩或医用防护口罩、医用防护服、一次性医用手套、鞋套
		现场"六件套"：一次性工作帽、N95/KN95颗粒物防护口罩或医用防护口罩、防护面屏或护目镜、一次性医用手套、医用防护服、鞋套
中风险 5+6	中风险区	室外"五件套"：一次性工作帽、医用外科口罩、医用防护服、一次性医用手套、鞋套。近距离接触时，要戴上N95/KN95颗粒物防护口罩或医用防护口罩
		现场"六件套"：一次性工作帽、N95/KN95颗粒物防护口罩或医用防护口罩、防护面屏或护目镜、一次性医用手套、医用防护服、鞋套

续表

	适用范围	具体内容
低风险 3+5+6	低风险区	室外"三件套":医用外科口罩、工作服、一次性医用手套
		楼内"五件套":医用外科口罩、一次性医用手套、一次性工作帽、隔离衣、鞋套
		接触"六件套":一次性工作帽、N95/KN95颗粒物防护口罩或医用防护口罩、防护面屏或护目镜、一次性医用手套、医用防护服、鞋套
常态化 1+2	常态化 社区	室外戴医用外科口罩
		工作戴N95/KN95颗粒物防护口罩或医用防护口罩、一次性医用手套,隔离衣(可选)
防护 "八要"	所有区域	物资筹备要充足:配备符合要求、数量充足的防护用品、手消毒剂、测温设备、御寒应急所需等物资
		口罩佩戴要规范:规范佩戴一次性医用外科口罩或N95/KN95颗粒物防护口罩或医用防护口罩,连续佩戴4小时后或湿脏后应更换
		区域划分要明确:注意区分社区相对的污染区与清洁区、不同岗位人员休息区域,设置专门的防护穿脱区域。区域内放置医疗垃圾桶
		穿脱流程要正确:规范穿脱防护用品,尤其脱卸时注意先后顺序,动作轻柔,避免接触污染面
		清洁消毒要全面:注意加强手卫生,接触污染后不得随意触碰其他物品,应立即进行手消毒或更换一次性医用手套;注意对通信工具、工作箱等物体表面定期消毒,可用75%酒精湿巾擦拭消毒;工作服应加强清洁消毒,可热力消毒或消毒剂浸泡消毒
		医废处置要科学:注意将使用后的防护用品放入黄色医疗废物收集袋,按医疗废物规范处置,不得随意丢弃
		不良行为要杜绝:穿戴防护用品进入存在感染风险的区域时,杜绝喝水、吸烟、进食等行为;工作期间减少人员交谈,避免聚集;与被封控人员保持至少1米及以上距离,做好手卫生;室外或其他区域应先正确脱卸防护用品,做好手消毒,并注意避免聚集
		防护意识要提升:加强社区工作人员、核酸采样人员的规范管理,加强岗前、在岗防护培训,增强防护意识,提高防护能力,避免交叉感染

适用范围	具体内容
注：工作服指工作时穿用的普通衣服，例如医护人员工作时穿的白大褂；隔离衣，全称一次性医用普通隔离衣，作为普通隔离用的医疗用品；防护服，全称医用一次性防护服，指进入污染区域或污染操作时起到阻隔、防护作用的医疗用品，应符合《GB19082医用一次性防护服技术要求》。	

（二）高（中）风险社区（村）现场检查工作表

高（中）风险社区（村）现场检查工作表

高风险/中风险社区（村）名称：

日期：

序号	条目	具体内容	落实情况
1	三级包保	县（区）干部包乡镇（街道）	□已落实 □未落实
		乡镇（街道）干部包行政村（社区）	□已落实 □未落实
		行政村（社区）干部保户	□已落实 □未落实
2	五包一	乡镇（街道）干部、社区工作者（网格员）、基层医务工作者、民警、志愿者等共同负责落实社区防控措施	□已落实 □未落实
3	封、筛、隔	封：足不出户，服务上门，管控到位、服务到位、十类症状健康监测到位、宣教到位、关爱到位	□已落实 □未落实
		筛：核酸筛查，全员筛查，做到不落一户、不漏一人，组织有序	□已落实 □未落实
		隔：集中隔离医学观察，坚决迅速隔离密接、高风险区外溢人员等	□已落实 □未落实

续表

序号	条目	具体内容	落实情况
4	"十同"人员排查和落位管控	"十同"：包括同吃，同住，同行，同事，同学，同乘，同楼，同院，同梯，同厕，及时安排核酸筛查和风险人员落位管控	□已落实 □未落实
5	三区划分	高风险区、中风险区、低风险区划分准确，管控到位	□已落实 □未落实
6	高风险区三原则	区域封闭：实施硬隔离，保留一个出入口，24小时值守，实行人员不进不出	□已落实 □未落实
		足不出户：严格落实居家隔离医学观察措施，安排24小时巡逻值守，可通过安装监控设备、电子门磁等加强管理，严防人员外出流动	□已落实 □未落实
		服务上门：明确专人负责基本生活物资供应，用药、就医需求，切实做好需求收集、帮助购买、配送到户和保证外出就医"绿色通道"等工作	□已落实 □未落实
7	十比一	高风险区工作人员原则上按照不少于居民人数十分之一的比例配备	□已落实 □未落实
8	中风险区三原则	人不出区：实施硬隔离，保留一个人员出入口，24小时值守，实行人员只进不出	□已落实 □未落实
		网格化管理：根据人员和环境情况（包括平房区或筒子楼，公共卫生间需求）进行划分最小网格单元，减少人员流动，网格内设置快递架，人员不出网格	□已落实 □未落实
		严禁聚集：每户每天只能派一人短时间内在管控区（或网格）内指定时间、指定地点领取生活物资（快递、外卖）和扔垃圾，严禁遛弯、串门	□已落实 □未落实
9	一办七组九岗	一办：在高（中）风险社区（村）设立社区防控办公室	□已落实 □未落实
		七组：综合协调组、健康检测组、医疗保障组、消毒组、转运组、后勤保障组、安全保卫组	□已落实 □未落实
		九岗：工作人员分为门岗、警察、网格员、物资配送人员、保洁员、消毒人员、巡查人员、医务人员和其他志愿者	□已落实 □未落实

序号	条目	具体内容	落实情况
10	社区防控三区人员防护	低风险区：佩戴医用外科口罩，必要时佩戴防护面屏和一次性医用手套，保持一米及以上距离，使用免洗手消毒剂随时做好手卫生	□已落实 □未落实
		中风险区（一般工作人员）：佩戴医用防护口罩（或N95/KN95颗粒物防护口罩）和一次性医用手套，穿隔离衣、戴一次性工作帽，必要时佩戴防护面屏，保持一米间距，使用免洗手消毒剂随时做好手卫生	□已落实 □未落实
		高风险区（上门服务、核酸检测、环境消毒、医疗废物收集人员）：佩戴医用防护口罩（或N95/KN95颗粒物防护口罩）、一次性医用手套、一次性工作帽、护目镜或防护面屏，穿医用防护服、鞋套，服务一人后立即手消毒	□已落实 □未落实
11	工作人员四必须	必须经过岗前防疫知识、个人防护用品穿脱培训	□已落实 □未落实
		必须定期核酸检测	□已落实 □未落实
		必须在全程疫苗接种基础上，完成同源或异源加强接种	□已落实 □未落实
		必须闭环管理（高中风险区），高中风险区外住宿人员整进整出，工作地点和住宿宾馆两点一线	□已落实 □未落实
12	五本台账	居民总人数台账	□已落实 □未落实
		核酸检测阳性人员台账	□已落实 □未落实
		密接/次密接人员台账	□已落实 □未落实
		特殊人群台账	□已落实 □未落实
		工作人员台账	□已落实 □未落实
13	七类特殊人群	独居老人、孕产妇、残疾人、行动不便人员、血透患者、精神病患者、慢性病患者	□已落实 □未落实

续表

序号	条目	具体内容	落实情况
14	人员转运三要求	如出现发热、干咳、乏力、咽痛、嗅（味）觉减退、鼻塞、流涕、结膜炎、肌痛和腹泻等新冠肺炎相关症状，转运至发热门诊排查，确诊后应立即转运至定点医院	□已落实 □未落实
		被判定为密接或次密接人员，8小时内转运至集中隔离医学观察场所或居家隔离医学观察	□已落实 □未落实
		发现核酸检测阳性者，2小时内转运至定点医院或方舱医院	□已落实 □未落实
15	居家隔离医学观察八要求	足不出户、未及时集中隔离医学观察人员及特殊人群进行上门采样、健康监测、医废处置、居室通风、环境清洁消毒、公共区域佩戴口罩、减少家庭成员接触	□已落实 □未落实
16	健康监测三要素	体温检测	□已落实 □未落实
		症状问询（发热、干咳、乏力、咽痛、嗅（味）觉减退、鼻塞、流涕、结膜炎、肌痛和腹泻等）	□已落实 □未落实
		了解购买退热、治疗咳嗽感冒、抗生素、抗病毒等药物情况	□已落实 □未落实
17	垃圾两分类	高风险区居民和中风险区居家隔离医学观察人员产生的垃圾，参照医疗废弃物处理，放置于医疗废弃物临时收集点	□已落实 □未落实
		中风险区居民（不含居家隔离医学观察人员）产生的垃圾可作为"其他相关生活垃圾"统一收集后放置于生活垃圾临时收集点	□已落实 □未落实
18	风险人员协查要点	收到风险人员协查信息后，应于24小时内完成排查；对于无法排查的人员要及时反馈相关情况，形成协查闭环。重点关注社区内阳性感染者同住、楼房同单元、平房同院、场所电梯同乘、同胡同、同村、同厕人员等潜在风险人员信息	□已落实 □未落实
19	全员核酸检测现场五要求	就近设点、专人引导、分时分区、固定路线、个人防护	□已落实 □未落实

续表

序号	条目	具体内容	落实情况
20	消毒"五不宜"	不宜对室外环境开展大规模的消毒，包括室外地面、墙面、绿化带、空气	□已落实 □未落实
		不宜使用雾霾炮、弥雾机和烟雾机进行喷雾消毒	□已落实 □未落实
		不宜直接使用消毒剂对人员进行消毒	□已落实 □未落实
		不宜在有人情况下对空气使用化学消毒剂消毒	□已落实 □未落实
		不宜使用高浓度的含氯消毒剂做预防性消毒	□已落实 □未落实
21	消毒"五加强"	加强病人住所和重点活动场所终末消毒	□已落实 □未落实
		加强公共场所环境、物体表面消毒频次	□已落实 □未落实
		加强高频接触的单元门把手、门禁按键、楼梯扶手、电梯按钮及扶手、快递柜表面、垃圾桶手接触部位、公共卫生间门把手、门插销和水龙头等消毒	□已落实 □未落实
		加强快递物品和外卖食品外包装消毒	□已落实 □未落实
		加强消毒记录规范化	□已落实 □未落实

基于各地对新冠疫情奥密克戎变异株传播特点和防控实践经验，总结高（中）风险社区（村）防控要点和需要关注的风险点提出以下对照工作要点供参考。

序号	条目	具体内容	落实情况
22	防疫物资储备	清洁用品、消毒用品、个人防护用品储备是否足够	□已落实 □未落实

续表

序号	条目	具体内容	落实情况
23	快递（含外卖、电商配送、物流等）三配备	配备快递柜、物流货架	☐已落实 ☐未落实
		配备监控设施	☐已落实 ☐未落实
		配备专人管理	☐已落实 ☐未落实
24	高中风险区卡口方面三落实	是否落实24小时工作人员值守	☐已落实 ☐未落实
		是否落实五件套（查证、扫码、登记、测温、戴口罩）程序	☐已落实 ☐未落实
		是否落实消杀用品和工作人员防护用品配置	☐已落实 ☐未落实

（三）社区工作人员个人防护要求

社区工作人员个人防护要求

个人防护装备	门岗 低风险区	门岗 中风险区	门岗 高风险区	社区民警 低风险区	社区民警 中风险区	社区民警 高风险区	网格员 低风险区	网格员 中风险区	网格员 高风险区	物资配送人员 低风险区	物资配送人员 中风险区	物资配送人员 高风险区	保洁员 低风险区	保洁员 中风险区	保洁员 高风险区	消毒人员 低风险区	消毒人员 中风险区	消毒人员 高风险区	巡查人员 低风险区	巡查人员 中风险区	巡查人员 高风险区	医务人员	核酸检测辅助人员 低风险区	核酸检测辅助人员 中风险区	核酸检测辅助人员 高风险区	其他志愿者 低风险区	其他志愿者 中风险区	其他志愿者 高风险区
医用外科口罩	√	√		√	√			√			√		√						√			遵循医疗相关指引标准要求					√	
N95/KN95口罩		√*	√		√*	√		√*	√		√*	√			√		√	√		√	√			√	√		√*	√
工作服	√	√	√	√	√	√	√	√	√	√	√	√	√	√	√	√	√	√	√	√	√		√	√	√		√	√
一次性工作帽		√	√		√	√		√*	√*		√	√		√	√		√	√		√	√			√	√		√	√
一次性手套	√*	√	√		√	√	无	√*	√*	无	√*	√*		√	√	无	√	√		√	√		√	√	√	无		
隔离衣		√	√		√	√		√*	√*					√	√		√	√		√	√		√	√	√			√
医用防护服						√		√*	√*		√*	√*			√		√	√		√	√			√	√			√
防护面屏或护目镜	√*	√*			√*	√		√*	√*		√*	√*		√	√		√	√		√	√			√*	√*			
鞋套			√			√		√*	√*		√*	√*		√	√		√	√		√	√			√*	√*			

注：*表示在特殊条件下增加该操作个人防护装备；如果医用防护服和隔离衣同时勾选，则穿医用防护服。

工作服指工作时穿用的普通衣服，例如医护人员工作时穿的白大褂。

隔离衣即一次性医用普通隔离衣，作为普通隔离用的医疗用品。

低风险区医务人员防护要求遵循医疗相关指引标准要求。

医用防护服即一次性医用防护服，指进入污染区域或污染操作时起到隔离，防护作用的医疗用品，应符合《GB19082医用一次性防护服技术要求》。

（四）高（中）风险区解封前风险排查登记表

高（中）风险区解封前风险排查登记表

填报街乡：（盖章）　　　　　　　　（需解封前完成，并提交区疾控中心）

封管控区：某小区或*号楼　　　　　解封时间：
社区责任领导签字：　　　　　　　　街乡责任领导签字：

序号	排查重点事项	是否完成
1	近7天无新增病例或无症状感染者	
2	最后一名密接离开2天及以上，密接者无新冠相关症状且核酸检测结果均为阴性	
3	第7天公共区域的环境核酸检测为阴性	环境共采样*个点位，全部为阴性
4	风险区域内所有人第7天完成一轮核酸筛查且结果均为阴性（如有一人未按要求采样，则本人及同住人不得解封）	****封控期间，共采集核酸*人，每人均满足5次，*人未按要求采齐（备注具体楼门号）；****管控期间，共采集核酸*人，每人均满足5次，*人未按要求采齐（备注具体楼门号）
5	高（中）风险控制期间进入的人员，从进入开始全程参与核酸检测（如进入不足三天的，需满足连续三天核酸结果均为阴性，本人及同住人才能解封）	
6	自集中隔离医学观察点返回人员台账清楚，并已严格落实居家隔离医学观察	

二

操作流程图

（一）发现可疑情况①应急处置流程图

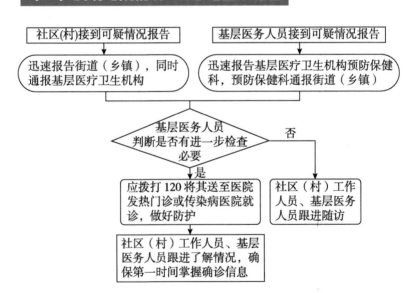

---

① 可疑情况参看本书第二部分二（一）发现可疑情况

（二）新冠肺炎疫情社区（村）应急处置流程图

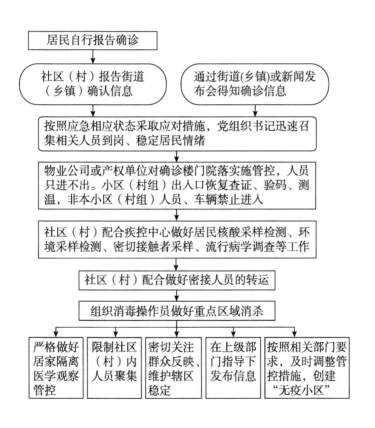

居民自行报告确诊

社区（村）报告街道（乡镇）确认信息

通过街道(乡镇)或新闻发布会得知确诊信息

按照应急相应状态采取应对措施，党组织书记迅速召集相关人员到岗、稳定居民情绪

物业公司或产权单位对确诊楼门院落实施管控，人员只进不出。小区（村组）出入口恢复查证、验码、测温，非本小区（村组）人员、车辆禁止进入

社区（村）配合疾控中心做好居民核酸采样检测、环境采样检测、密切接触者采样、流行病学调查等工作

社区（村）配合做好密接人员的转运

组织消毒操作员做好重点区域消杀

严格做好居家隔离医学观察管控

限制社区（村）内人员聚集

密切关注群众反映、维护辖区稳定

在上级部门指导下发布信息

按照相关部门要求，及时调整管控措施，创建"无疫小区"

附件汇总

（一）检查防护用品、穿脱医用防护服流程

1.检查防护用品

第一步：N95/KN95口罩。查有无破损；检查橡皮筋接口处连接是否牢固，同时拉松便于佩戴。

第二步：一次性工作帽。打开外包装、双手撑开工作帽，看有无破损。

第三步：医用防护服。尺寸是否合适；表面有无破损、缝线接口有无破损；从头到尾拉动拉链，能够平滑开、闭，确保密闭性。

第四步：护目镜或防护面屏。外观有无破损；双手拉动系

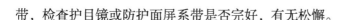

带，检查护目镜或防护面屏系带是否完好，有无松懈。

第五步：一次性手套。查看外观是否完整，有无破损。向手套内吹气，攥住手套口并挤压，使五指全部充气胀起，看有无漏气。

第六步：鞋套。拉开查看收口处是否有橡皮筋；双手拉动鞋套松紧口的橡皮筋，查看是否能正常使用；双手撑开鞋套，查看是否有破损。

2.穿防护服流程

第一步：手部消毒。采用七步洗手法，动作要规范，手消毒剂在手上作用时间1分钟。

第二步：戴一次性工作帽。由额前到脑后罩于头部，完全包裹头发。

第三步：戴N95/KN95口罩。检查口罩鼻夹完好及橡皮筋牢固性，将橡皮筋置于口罩暴露面，套于手掌，将口罩扣于面部合适部位，分别将口罩下面的橡皮筋拉至颈部，上面的橡皮筋拉至头顶合适部位，调整鼻夹，双手按压使完全贴紧。双手完全盖住口罩表面，进行吸气呼气动作，检查气密性。

第四步：穿第一层鞋套、戴第一层手套。手套要套在工作服的袖口外边，包裹严密。

第五步：穿医用防护服。打开防护服，拉锁拉至合适位置，双手分别握住左右袖口的同时，抓住腰部拉链开口处，先穿下肢，后穿上肢，防护服帽完全盖住一次性帽。穿好后，将拉链完全拉上，撕开密封胶条，密封拉链口，检查口罩与医用防护服契合部位的密闭性。

第六步：戴护目镜和（或）防护面屏。戴护目镜时必须与医用防护服的帽子及口罩贴合，不能留有未防护部分。调节好视野和舒适度，调整好系带松紧，检查护目镜密闭性。戴防护面屏时需撕开面屏内外侧薄膜，将面屏海绵置于眉弓上方，系带置于枕后位置。

第七步：戴第二层手套、穿第二层鞋套。鞋套穿在医用防护服外。手套要包裹住防护服的袖口。

3.脱防护服流程

第一步：手部消毒。采用七步洗手法，动作要规范，手消毒剂在手上作用时间1分钟。

第二步：摘护目镜或防护面屏。摘护目镜时双手抓住眼罩外边缘，将眼罩先向前上方推起，再向后上方推送，从枕后轻轻摘下，双手不要接触面部。摘防护面屏时，由枕后将面屏系带摘下，置于有害废物桶内。双手勿触及面屏。

第三步：脱医用防护服、外层手套、鞋套。脱去医用防护服帽子，双手抓住医用防护服外面将医用防护服内面朝外，轻轻卷至脚踝部，顺势脱去外层手套和鞋套，脱去鞋套同时，双脚先后往前迈一步，将鞋套、医用防护服内面朝外，放入医疗垃圾桶（袋）中。

第四步：手部消毒。采用七步洗手法对内层手套消毒，动作要规范。

第五步：摘N95/KN95口罩。用手慢慢将颈部的下头带从脑后拉过头顶，然后拉上头带摘除口罩，不要触及口罩。

第六步：摘一次性工作帽子。双手抓住耳后的帽子边缘，直接将帽子取下，内面朝外，放入医疗垃圾袋中。

第七步：脱内层鞋套及内层手套。脱内层手套时，右手抓住左手手套腕部的外面，顺势将左手手套内面朝外脱下，然后左手伸入右手手套内面将右手手套内面朝外脱下，一并放入医疗垃圾桶（袋）中。

第八步：手部消毒。采用七步洗手法，手消毒剂在手上作用时间1分钟。

（二）社区（村）管控 "八个有"，人员管理要做到 "五个一律" 清单

1.社区（村）口要落实 "八个有"

①设有 "测温扫码区""临时隔离区"；

②设有外卖、快递配送寄存点；

③配有体温检测仪、酒精等防疫物资，《外来人员、车辆登记表》《24小时排班表》等表单；

④有党旗党徽、红布标语等氛围布置；

⑤有设社区（村）党组织或党员先锋队、志愿者标识；

⑥有安排专人24小时值班，负责测温、扫码、查证；

⑦有张贴疫情防控指挥部有关通告等告示；

⑧有张贴健康宝登记二维码、"保持一米线"等标识。

2.人员管理要做到"五个一律"

①所有进入社区（村）的人员一律要凭证、测温、扫码、戴口罩；

②所有外卖、快递一律不准（根据疫情形势动态调整）进入社区（村），可统一放置在社区（村）口的寄存点，严格实行无接触配送；

③所有非本社区（村）的人员车辆一律不准进入，医务、抢修、救援等特殊人员登记后方可进入；

④所有体温异常者一律要留观，留观后体温仍然异常的，要立即联系120转运并逐级报告；

⑤社区（村）内部人员一律不准聚集、不准扎堆，非必要不出门。

《新冠肺炎疫情社区（村）防控指引》一书由首都医科大学、首都卫生管理与政策研究基地、北京市疾病预防控制中心策划和组织编写。

本书内容紧紧围绕新冠肺炎疫情社区（村）防控应急管理所涉相关工作，注重明确每项工作的责任主体、落实机制等，在确保政策阐述准确基础上，力求精练简洁、通俗易懂、可读性强。

编写过程中，在各区的大力支持下，多次组织有关专家、部分区和街道（乡镇）、社区（村）负责人座谈研讨，并向基层一线广泛征求意见，反复修改完善。

由于时间较紧，本书难免存在纰漏或不足之处，敬请读者批评指正。

本书编写组

2022年9月